life with zero

ライフ・ウィズ・ゼロ

幸福とお金の最終結論

髙橋翔太
（しん治歯科医院 COO
歯科医院専門コンサルタント）

しん治歯科の本シリーズ③

視座を上げるイメージ（風刺画）

視座（視点と立ち位置）が上昇することで見える視界（世界）が
違っているという風刺画です。知識と経験を重ねることを
「足元の本の量」で表現しています。
「海の景色」は壁に描かれた絵であることに気づくには、
視座が上がり、荒廃した都市を見る必要があるのです。

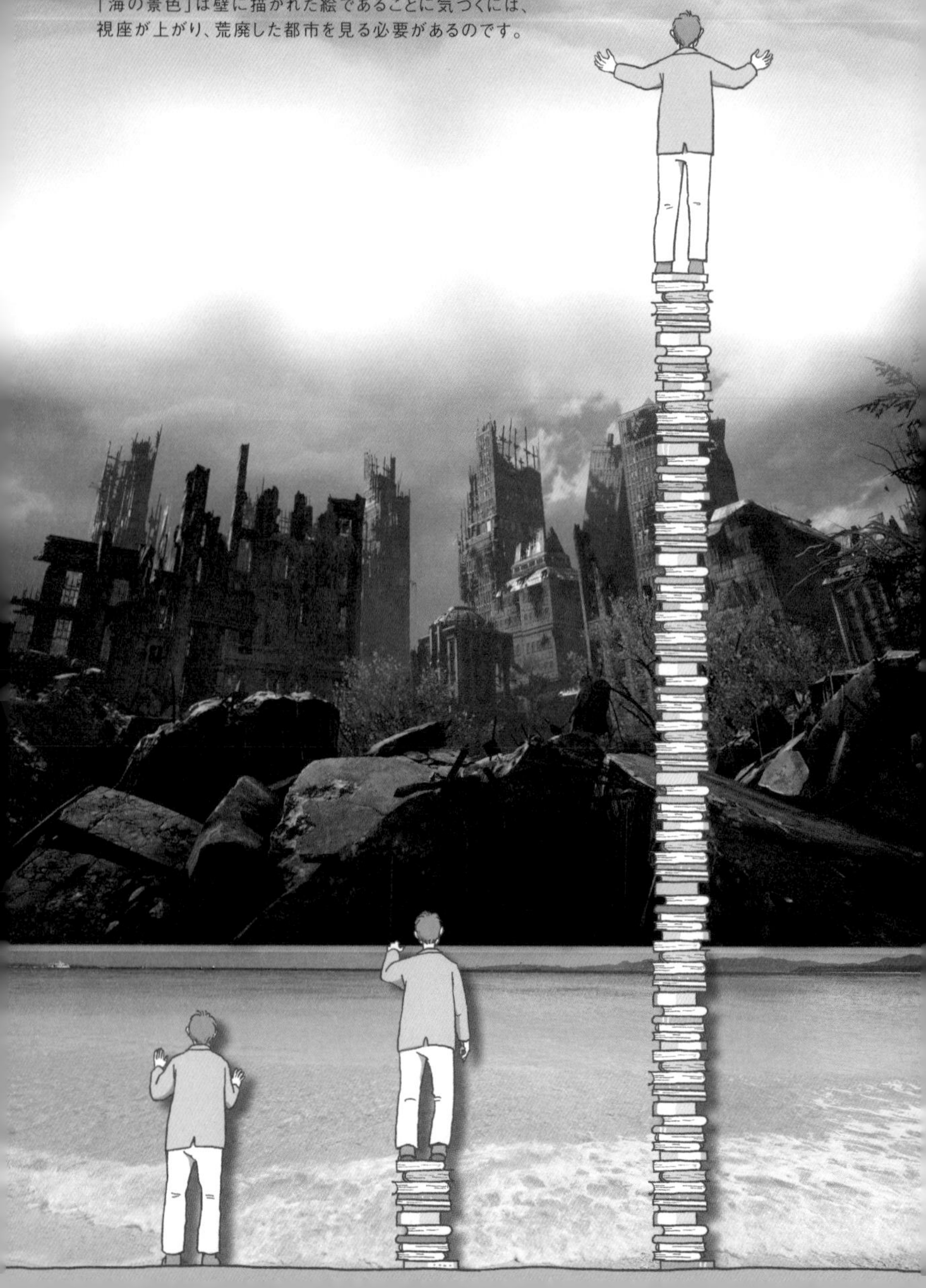

はじめに

香川県高松市牟礼町。

平成大合併で高松市となりましたが、高松市街からは車で約20分。海の近くの国道沿いに「しん治歯科医院」はあります。

しん治歯科医院は私の父である髙橋伸治が1990年に開業した歯科医院。「健康な人が訪れる歯科医院」として、予防だけで年間1万4000人（延べ人数）が来院しています。

はじめまして。医療法人社団しん治歯科医院COO（最高執行責任者）であり、歯科医院専門コンサルタントの髙橋翔太です。

普段はしん治歯科医院を経営しながら、全国の歯科医院に経営のアドバイスをしています。

コンサルタントとは、特定の業界の専門知識を駆使し、クライアントの困りごとや悩みごとを解決する専門家です。IT業界には、ITコンサルタント、経営分野には経営コンサルタントなど、業界の名前をくっつけたような肩書を持った人がたくさんいます。では歯科業界に歯科医院専門コンサルタントという肩書の人がいるかと言われると、あまりいません。もしかしたら実際に歯科医院を経営している歯科医院専門コンサルタントは、日本に私しかいないかもしれません。

歯科医院はむし歯を治療するのが仕事と考えるなら、私の仕事は全国の歯科医院の経営上の問題を治していく。いわば、歯科医院におけるお医者さんです。

なぜ歯科医院専門コンサルタントになったのか。よく聞かれます。

確かに実家は歯科医院ですが、それまでの私は、まったく別業種の仕事をしていました。高知県の大学を卒業した後、東京でＮＴＴグループやネット証券会社で、システムエンジニアとして働いていました。数年サラリーマンをしたあとに起業。金融系の会社やシステム開発会社、広告代理店などを立ち上げましたが、すべて失敗。

お客さんもお金もビジネス上の信用もすべて失ったときに残ったのが、「話すこと」でした。人前で話をすることは得意でしたし、何よりもコストがかからない。原価は私の体力のみです。これを何とか活かせないかと考えたときに、コンサルタントの仕事をしてみようと思いつきました。そして、たまたま実家が歯科医院だったので、これは自分の強みになるのではないかと、歯科医院専門のコンサルタントを目指そうと思ったのです。

また歯科業界には、業界全体も歯科医院も何か問題を抱えている、漠然とそんな感覚があり、それを解決したいという気持ちもありました。

しかし実家が歯科医院とはいえ、私は歯科医師でも、歯科衛生士でもない。ですから現場を見たこともないし、当然、患者さんの口の中も見たことがありません。現場での実体験がまったく無いわけです。

そんな自分がコンサルしますよといっても、はたして話を聞いてくれる人がどれだけいるのか。当たり前ですが、一抹の不安がありました。そこで、まず実家のしん治歯科医院を経営しながら学ぼうと、ここでコンサルティングの元ネタを作ることにしました。

しん治歯科医院には事務長として入り、私のこれまでの経験や知識を使いながら、しん治歯科医院にさまざまな経営戦略を投下していきました。それでうまくいったもの、うまくいかなかったもの、様々な結果でしたが、その中で、うまくいったものだけ抽出し、他の歯科医院に横展開していくという形でコンサルティングを本格化させていきました。これらの手法は「患者さんをストックする＝溜める」仕組みを軸にした「次世代ストック型歯科医院経営法」としてまとめています。

思いついたことをいきなりクライアントで試すわけではなく、一度、しん治歯科医院で試してうまくいったものを提供するわけですから、クライアントも安心です。これはコンサルタントでありながら、自分で歯科医院を経営している私ならではの強みかなと思っています。

さらに私の強みといえば、歯科業界の人たちはもちろん、一般の人でもなかなかしない数々の失敗経験です。

ネット証券会社に勤めていたサラリーマン時代、ある日突然クビになりました。一社目の金融会社を起業したときは、東日本大震災の影響で倒産、二社目のシステム開発会社はビジネスパートナーに夜逃げされました。三社目の広告代理店を買収するときは、出資詐欺に騙されて一晩で数千万円という借金を背負いました。他にはここにも書けないような、とんでもないトラブルに巻き込まれたりしています。

様々な事件に巻き込まれて、どん底まで落ちましたが、先輩や友人のアドバイスや励ましで立ち直り、多くの気づきを得ました。この手痛い失敗経験が、実は今のコンサルティングに活かされていることは間違いありません。


次世代ストック型歯科医院経営法の中でも、すでに多くの実績が出ているのが「デンタルフィットネス導入コンサルティング」です。

これは、しん治歯科医院で30年前から続けている予防歯科の仕組みである「デンタルフィットネス」を他の歯科医院に導入してもらうためのコンサルティングです。


デンタルフィットネスのコンサルティングは、20年前から父が行っていましたが、２０１９年ごろから私が本格化させたことで、年々増加し続け、現在は全国１００医院に導入されています。

今も3カ月に一度、募集をかけていますが、すぐに定員がいっぱいになってしまって予約待ちという、申し訳ないような、ありがたいような状況です。

コロナ禍の影響もなんのその、おかげさまでしん治歯科医院は、飛躍的に業績を伸ばしてきました。

本書は私の幼少期の話から始まります。学生時代の恥ずかしいエピソードや社会人になってからの思い出したくもないような手痛い経験も、隠すことなく書きました。できればあまり人に知られたくないような話を、なぜ私がわざわざ全世界にシェアするのか（笑）。それは私が本気で、歯科業界や歯科医院の問題を解決したいと思っているからです。そしてできれば私と同じような失敗をしてほしくないと思っているからです。

歯科業界に関わる人が増えた今、まわりを見渡すと、このままでは、かつての私と同じように、いろいろなトラブルに巻き込まれてしまうのでは……と、心配になることが多くなってきたからです。むしろ危機感を感じています。

そしてその解決策は、たったの一つしかないと考えています。

それは、歯科医院を一般の会社のように、きちんと「会社組織化」させること。そうすれば、経営者である院長先生、従業員、その先にいる患者さんのすべてが救われる世界が実現します。

私のように歯科業界に問題意識を持っていてどうにかしたい、自院の経営を上向かせたい、スタッフが働きやすい環境をつくりたい、患者さんが安心して通えるようにしたい……、そう考える歯科医院の院長先生や歯科経営者の方にとって、この本がヒントになれば幸いです。

髙橋翔太

目次

第二章

七転八倒の東京社会人時代……45

第四章 実家の歯科医院を経営改革！……95

第五章 デンタルフィットネスという未来……169

序章

視座を上げる

視座というのは、物ごとを見るときの視点や立脚点のこと。自分の立ち位置が高くなるほど視座が上がり、見える世界が変わってきます。

以前、ＳＮＳで見かけて印象に残っている風刺画（P.２参照）があります。絵の中には三人の男性がいます。一人目の男性は地面に立っていて、そこから見える世界は、美しい海岸。二人目の男性は20冊ほど重ねた本の上に立っている。そこから見えるのは、荒廃した都市。１００冊ぐらい重ねた本の上に立っている三人目の男性に見える景色は、雲を突き抜けた美しい雲海。

この三人の違いは何か。まさに視座です。立っている高さによって、見える世界がまったく違う。

それと大事なポイントがもうひとつ。今見えている世界がすべてではない、ということ。もしかしたら見えている世界に騙されているかもしれない、ということ。そしてそれは視座を上げることでしか気づけない、ということ。

この風刺画は一見「本を読み続けることで世界は変わる」と伝えていると感じるでしょうが、私は実は違った解釈を持っています。絵をよく見てみると一人目の男性が見ている世界は景色ではなくハリボテの壁面に描かれた「絵」なのです。でもそれが「絵」だと気づけていない、気づいていても本当の世界を見ようとしていない。二人目の男性は行動しました。本を読むことで知識が増えて海岸が実は「絵」であることに気づけたわけです。しかし努力の結果、ようやく見られた本当の世界は荒廃していた。行動したことで絶望したわけです。普通ならここで諦めます。でもしぶとくずっと本を読み続けた三人目の男性は荒廃した都市の遙か上空には美しい世界があったことに初めて気づいた……というものです。

私は本書で「経験を積み重ねることで世界は変わる」とお伝えしたいと思っています。文章で書くと実にチープな一文ですが、この風刺画のように経験を積むことの過程は時として残酷な結果を招くこともあるでしょう。

私自身、学生時代からサラリーマン時代くらいまでは、この風刺画の一人目と同じ風景を見ていました。いろいろ辛いこともあったけれど総じて楽園でした。その後、調子に乗って起業をしました。経験を積むことで、楽園の先も、さらに素晴らしい田園風景があるのだろうと。しかし現実はそうではなかったのです。そこはまさに荒廃した世界そのものでした。大きな失敗もしました。

視座という意味では、そもそも自分がどの立ち位置にいるのかもわからないし、目の前の景色がハリボテ（ニセモノ）かどうかもわからない。経験を重ねるとしても、どこまでいけばゴールにたどりつけるのかわからない。そんな不安や混沌のなかにいました。

しかし、今は三人目のように、美しい世界を見ることができています。

ここまで来られた理由を振り返ると、私ひとりの努力だけではなかったな、と。まわりの人たちからのアドバイスもあり、再起を図る勇気と気づきを得ました。

その後、歯科医院専門コンサルタントとして活動を開始するなかで、歯科業界のトップクラスの方たちとの出会いがあり、「業界を変えたい」「日本をよくしたい」という気持ちが膨れ上がってきて、今もなお視座が上がっている最中でもあります。

いろいろありましたが、今は何よりも自分の仕事が楽しくて仕方ない。

多くの人の問題を解決できて、シンプルに人の役に立っている。それだけでなく、ビジネスが軌道に乗って、キャッシュも回り始め、あんなことがしたい、こんなことがしたいという夢や目標をハイスピードで実現できる状態になっています。これは本当に楽しいことです。

今、この本を手に取ってくださった方の見えている世界が、私たちを騙しているハリボテの絵でも、荒廃した世界であっても、それがすべてではありません。諦めず正しい経験を積み重ねて視座を上げていけば、必ず美しい世界を見ることができます。

私もまた一人でも多くの人と一緒に、同じ視座から同じ景色を見たいと思っています。

この本は、私がこれまでやらかした失敗談が、たくさん詰まっています。自分よりひどい目にあったやつがいるんだな！　と笑いながら楽しく読み進めてください。

劣等感に苦しんだ子ども時代

第一章

すべてがスローリーな「陰キャ」

今から40年前、私は徳島県徳島市で生まれました。

父と母は高校の同級生。父は高校卒業後、東京の私立大学に進学するも肌に合わず、地元の徳島大学に進んだ母のあとを追うように、徳島大学の歯学部に2年遅れで入学。母は大学卒業後、小学校の教員となり、24歳で私を出産しました。そのとき父は、まだ学生でしたので、母一人が父と私を養っていたことになります。

その後、弟二人、妹三人が生まれて、きょうだいは6人に。いちばん下の妹とは11歳離れています。

私が幼少期を過ごした家は、ものすごく古くて狭い家でした。母は教員とはいえ薄給でしたから。その後、父は大学を卒業し、勤務医として徳島市内の歯科医院で働き始めました。古くて狭い家から普通のマンションに引っ越して、いまだに覚えているのは廊下があったこと。今までは玄関を開けたら、すぐに部屋だったけれど、マンションは廊下がある。弟たちと「廊下があるぞ！」と、走り回って遊んだことを覚えています。

私の中に残っている幼少期の記憶というのは、幼稚園ぐらいからあります。当時の私は、動作が驚異的にのろかった。すべてがスローリーだったのです。

覚えているのは、昼食の時間に弁当を食べ始めて、親が迎えに来る14時ごろまでずっと食べていたこと。弁当を食べ終わった子から、親が迎えに来るまで遊べるのに、私は遊んだ記憶がまったくない（笑）。

運動神経も圧倒的に悪く、親は幼稚園の先生から障害があるかもしれないから、病院に連れて行ったほうがいいと言われていたぐらいです。

でも今は、せかせかと早口で早食い。早食いしすぎて太っているという……。幼少期のころには、ありえなかった人間になっています。

そんなふうに徳島県で幼少期を過ごし、父の開業準備ができたことで、今のしん治歯科医院のある香川県に引っ越してきました。１９９０年、小学校2年生のときです。

とにかく私は、すべてにおいてスローリーでしたから、子ども時代にまわりの人間よりも何かが勝っているという感覚は、まったくありませんでした。

スポーツも苦手だし、人前でしゃべるのも得意ではない。とりわけカッコいいわけでもなく、子ども時代の私は教室の隅っこにいる、いわゆる「陰キャ」でした。

人より劣っているという劣等感に似た感情は、ずっと抱いていましたね。

お下がりのワープロでITに目覚める

ただ今思うとよかったのは、香川県に引っ越したときに、父からお下がりのワープロをもらったこと。

開業したばかりで、やる気に満ちていた父は「これからはパソコンの時代だ！」と言って自分用にパソコンを新調し、今まで使っていたワープロをお払い箱にしました。それが私に回ってきたわけです。

自分の打った文字が、モニターにうつし出される。それが面白くて、私は来る日も来る日もワープロを打っていました。学校の宿題もワープロで打って提出していました。ところがある日、ワープロのモニターが壊れてしまいました。聞くと修理代に８万円もかかるとか。ときは年末。地元の家電量販店の初売りセールで、パソコンが８万９８００円という広告を見つけました。父にワープロを直すなら、こっちを買ってほしいと懇願し、初めてパソコンを手に入れたのです。小学校４年生のときでした。

当時はまだインターネットは一般的でなく、Ｗｉｎｄｏｗｓ95も発売されていませんでした。それでもワープロよりも、はるかにできることの多いパソコンに、私はあっという間に夢中になりました。もう寝ても覚めても、パソコンをいじっていました。

はまったのは、印刷物をつくること。買ってもらったのはＭａｃでしたから、プリインストールされていたクラリスワークスというソフトでデザインをしていました。図工の宿題もＭａｃで作って提出していました。

とにかくパソコンの画面上で表示されていたモノが印刷物として実際に手でふれることができるのが嬉しくて。デザイナーの真似ごとをして遊んでいました。

小学生ながらパソコン友達もいました。たまたま私と同じように小学校４年生でパソコンを手に入れた同級生、Ｔ男です。Ｔ男と毎日のようにパソコンにさわって遊んでいました。それがまた、まわりから気持ち悪がられる要因になって……。キモイってて（笑）。

これは、ずっとあとの話になりますが、高校卒業するころは、ちょうど森喜朗首相がIT革命と言い出した2000年前後。就職でパソコンが使えないと不利になると言われ始めたんです。

それまでパソコンオタクの自分は、ずっとまわりから気味悪がられていたのに、急に「パソコンが使えるなんてすごい!」と評価されるようになったのです。まるで「オセロ」の石が一気にひっくり返ったような爽快感がありました。

親友と夜な夜なディスカッション

とはいえ私の小学生時代は、暗黒の時代。男子は小学校高学年になると、勉強が得意な子、スポーツが得意な子、あるいは女の子と遊びにいく子、というふうに分かれていきますが、私はそのどこにも分類されない、まさに闇の世界にいました。

T男とはお互い性格も家庭環境も似ていました。彼の親も自営業。親同士の年齢も近く、家族ぐるみの仲だったので、私は毎日のようにT男の家に遊びに行っていました。

そこで私たちが、夜な夜な何をしていたかというとディスカッション（笑）。毎回テーマを決めて語るわけです。当時ニュースキャスターに憧れていたT男が、ニュースっぽく新聞記事を読み、それを私が聞いて、ああだこうだ語り合う。今思うと、どんな小学生だったんだよって思います（笑）。

T男と話したことで、いまだに覚えているのは、自分たちの母親のこと。うちの母親もT男の母親も、同じ地元の進学校の出身。なので学校の成績至上主義だし、のび太のママばりに、口を開けば、宿題をやったのかとか、テストの点がどうだとか、言うわけです。私はそれがストレスで、あるときT男に「もう家に帰りたくないんだけど」と相談しました。するとT男も「そうだよな。うちの親もそんなだしな」と同意する。

「でも考えてみたら、お前の親もうちの親も俺たちがいちばん最初の子だろ？　だから、おそらく彼女たちも初めての子育てで試行錯誤をしているんだよ。何か結論があって、言っているのではない。いろいろ失敗しながらやっている。だから僕らが一個一個向き合っていると、こっちがもたないから、ちょっと距離を置こうか……って」そんなことを話していた小学生でした（笑）。

私はこんな子どもでしたので、大人たちに面白がられて友達のようになることが多かったんです。学校や塾の先生、大学の教授には、教師と学生というより、知人や友人のような感覚でつき合ってもらっていました。

今も年上の方と仲良くなることが多いですね。60歳ぐらいの友人がすごく多いのは、小学校時代にすでにベースができていたのかもしれません。

この中学校は何もかもおかしい！

陰キャのまま小学校を卒業し、地元の公立中学校に進学しました。部活動は全員参加が義務だったので当時、漫画『スラムダンク』にハマっていた私は、バスケットボール部に入部しました。

しかし入ったもののチームメイトとは、話が合わなすぎるし、顧問もおかしい。増えすぎた部員数を減らすために顧問が「出来の悪い部員を徹底的にいじめて、精神的に追い詰めろ、そして辞めさせろ」と命令を出していたのです。

そして、その対象者として私が選ばれました。しかし、虐められて不登校になるというより、これはおかしいぞ、是正しなくては！　と問題意識を持ったことを覚えています。歯科業界を何とかしないと！　と思うのと同じ感情が、当時の自分の中にもわき出ていました。

そこでT男に相談しました。中学校に入ってからも、私たちは夜な夜なディスカッションを続けていましたから（笑）。

私はバスケ部に不信感がある。T男は、体育祭で男子が強制的に裸踊り（エッサッサといいます）をさせられるのはおかしいと言っていました（笑）。もうこの中学校終わっているぞ、何とかしないとマズイぞ、と。

そこで私は、T男のいる新聞部に転部。二人で新聞の編集権を学校から強奪して、校内一斉アンケートをとったり、法律を調べたり、考えられる限りの手をつくして、バスケ部のような体制は存続させない、体育祭で裸踊りをさせない、と学校文化を変えました。そんな中学生時代でした。

ところで、実家が歯科医院なので、「歯科医師になろうと思わなかったのですか」と、よく質問されます。実は、なりたくてもなれない理由があるのです。それは、昔から血が怖いということ。いまだに採血しているところを見ると倒れそうになります。

父は私が血が苦手なのを知っていましたが、歯科医師になってほしかったようで、中学校に入ったあたりから、父なりに作戦を練っていました。

「歯はプラモデルをつくるみたいなもんだから、お前にもできるぞ」

「メスで切るとかないんだな？」

「絶対にない！」

……なんて会話をしていました。

でも、あるとき私が決定的に歯科医師が無理だと思わせる事件が発生しました。

それは私が高校生のとき。父はめったに酒を飲まないのに、その日は酔っぱらって私の部屋に入ってきました。

「これあげるわ」と、父が私に渡したのは一冊のノート。表紙には「解剖ノート」と書いてあります。ノートを開くと、人体解剖研修の記録がびっしり書いてある。歯学部で国家資格をとるには、人体解剖の課題がある。父はこのノートを息子に見せて、自分がどれだけ勉強したか自慢しようとしたわけですが、私からしたら、ちょっと待てと。メスで切るとかないって言ったのに、人体解剖があるじゃないかと。その瞬間、私は、もう無理。絶対に歯科医師にはならないと言い放ちました。父の誤ったプレゼンで、完全に私の歯科医師への道は途絶えたのです。

父はうっかり私に解剖ノートを見せたことはミスだったと、いまだに言っていますね（笑）。

だからといって私は、歯科医師以外に具体的な将来の夢があったわけではありません。まわりの友達が「スポーツ選手になりたい」「料理人に憧れる」と言っているのを聞いて、そんなことを言っているけれど、どうやったらなれるか、その手続きとかわかってんの？なんて思う冷めた子どもだったのです。

仲間たちとパソコン活動にささげた高校生活

高校は地元で二番目のランクの学校に入りました。一番目のランクの学校は、私の両親や弟たち、T男の両親も行ったところ。当時は、その高校を出た人は性格がひねくれてしまうと思っていたので、絶対に行きたくなかった。それと、これはちょっと恥ずかしい話ですが、当時好きだった女の子が二番目のランクの高校に行くんじゃないかなと予想していたから。

その女の子は音楽をやっていて将来、音大に行くと言っていました。その高校には音楽科があったので、たぶんそこの高校に行くだろうな、と私なりに予想したのです。

でも親も先生も一番目のランクの高校に行けとうるさい。しょうがなく意図的に成績を下げて、頑張れよと言われながら、無事に二番目の高校に入りました。しかし、なんとその女の子は東京の高校に進学したのです。何のために成績を下げたのかわからない（笑）。

さらに面白かったのは、T男がいたこと。地元なので小学校、中学校が同じなのは仕方ないにせよ、高校まで一緒とは……。「ずっと、こいつと一緒だな……」と互いに思っていましたね。

高校も部活が必須でしたので、いちばん活動する時間の少ない部活を選んだら、奇しくも新聞部でした。ただ高校時代は、新聞部の活動はそっちのけ。私と同じくらいパソコンにのめり込んでいる同級生が4、5人いたので、彼らと日々パソコン活動にいそしんでいました。

当時はWindows98やWindows2000が発売され、スティーブ・ジョブズがApple社に復帰し、カラフルなiMacが出て、インターネットが普及し、会社は一人一台、一般家庭にもパソコンがあるのが当たり前になってきました。「できないことができるようになってきた」と強く感じた時期です。それは私が、というより業界が、という感じです。

最近の話では、スマートフォン1台で何でもできますが、最初に登場したころは、まったく使いものになりませんでした。でもだんだんと性能がよくなり、インターネット回線も3G、4G、5Gと速くなってきてスマートフォンは便利になりました。

この「できないことができるようになる」ことを個人的に、小学生のときにワープロからパソコンへの移行で、高校生のときはインターネットにつながることで経験しました。

自宅にインターネット回線が引かれていろいろな人とつながることができる。それも最初のころは遅くて使いものにならないけれど、回線の速度が速くなり、だんだんと使えるようになる。そういうことをつぶさに経験し、業界自体も盛り上がっていって、すごく楽しかったのです。

人というのは「何でもできますよ」という便利な状態だと何もしなくなりますが、ある程度、不便、不自由なほうが頭を使って工夫します。

当時のパソコンは使い勝手は悪いし、スペックも低い。仕方ないのでハードやOS、プログラムを改造して、起動にかかる時間を10秒から5秒にする！　といったことを高校の仲間と放課後、作業部屋に閉じこもってずっとカタカタとやっていました。

ホームページやゲームを作ったり、パソコンを組み立ててみたり、シンセサイザーをつないで作曲してみたり、当時は私も含めてみんな独学でいろいろなことを試したり、作ったりしていました。ちなみに、このときのメンバーは今、日本でもトップレベルの技術者になっているので、エンジニア教育的にはけっこういい環境だったのではないかと思っています。

こうして書くと今でもパソコン大好きなんですね、と言われますが、実は今、パソコンにもスマホにもあまり興味がありません。なぜなら、もうすでに便利だから。工夫することがないのです。

どうやら私には、不便や不都合なことをどうにかしたいと思う習性が昔からあるようです。これは大人になってはっきり自覚したことですが、私は世の中にある組織やグループなど、限定された集団をじっと見ていると、ほんのわずかな違和感を覚えることがあります。人間関係や仕組みなどに潜む「歪み」が見えてきます。

いわゆるボトルネックです。水の詰まりを解決すれば、ちゃんと水が流れるのではないかという感覚は、昔から自分の中に備わっているのです。

今「歯科業界を変えたい」という思いも、この感覚から出てきたものなのです。

このように高校時代はパソコン活動にささげていたし、もともと成績を下げて入ったぐらいですから、勉強というものをまったくしませんでした。学校創設以来、最低点をとるほどの成績の悪さ（笑）。唯一、興味を持ったのは哲学や倫理の授業。ソクラテスとかアリストテレスとか興味深く授業を聞いていました。

成績が悪かったので、進学できそうな大学がありませんでした。「大学なんて別に行かなくてもいいかな」と思いましたが、担任がとりあえずどこか受けとけよ、と言うから仕方なく進学も検討し始めたのです。資料室に学校案内があるというので行ってみました。たまたま床に大学の学校案内が落ちていました。

それを拾ってページをめくってみると、高知県にできた新設校でＩＴに特化している、私立だけど授業料もそれほど高くなくて親にも迷惑かからないかな……、もうここでいいかと。それで進学を決めました。

大学は変わり者の巣窟

大学受験でも面白いエピソードがあります。入試問題があまりに簡単だったのです。なんせ高校時代に履修した内容がまったく出題されず、中学時代の知識ですべて回答できたほどでした。後から分かりましたが偏差値が異様に低かったのです。おそらく新設校なので学生が欲しかったのでしょうね……（笑）。
だからか分かりませんが入学してみると、そこは変わり者の巣窟でした。親の都合で先月まで世界中を旅していた人、中学時代から一人暮らしをして調理師学校に通っていた人、地元のヤンキー、やばいレベルのオタク系の人たち……、とにかく変わった経歴で、その大学にしか入れないような連中が集まっていました。不良というより、アウトローな人しかいませんでした。

進学した大学は非常識な人たちがいっぱい。常識人だった私にとって、彼らの話はとにかく面白い！　反対に自分がいかにつまらない常識的な生き方をしてきたのかと反省したくらいです。今、いろいろな人と垣根をつくることなくコミュニケーションをとれるようになったのは、この大学時代の影響が大きいと思っています。

入学してからは、ユニークな友人と交流を深めていく一方で、高校時代から独学で学んだプログラミングやホームページ作成の知見を使い、自営業的にお金を稼いでいました。

というのも当時、高知県のアルバイトの時給はとにかく安かったので、人材派遣の仕事をしていました。コンビニの夜間のアルバイトでも時給600円台、人材派遣の仕事で1000円台くらいでした。人材派遣の仕事は割は良いのですが、拘束時間も長く、もう少し効率よく稼ぐ方法を模索していました。結局、自分で仕事を受けるしかないと、T男とホームページ製作の仕事を始めました。

また、デンタルフィットネスのセミナーを初めて手伝ったのも大学時代のこと。当時は今のようなオンライン形式ではなく、2泊3日の合宿形式で行っていました。

私は資料作成を手伝う程度でしたが、実際にセミナー事業をしている現場でカバン持ちのようなことをできたのは、とても勉強になりました。

また現場で新鮮に感じたのは「大人が学ぶ」という姿勢。40～60代の歯科医院の院長先生やスタッフの方たちが、一生懸命話を聞いて、真剣にメモをとっている。当時、学生だった私からすると、大人はもう完成されているものだと思っていましたから、その姿を見て、学びというのは永遠に続けていくものなんだなと感じた記憶があります。

しかし結局大学時代も、あまり勉強はしませんでした。ですが、3年生のときに配属された研究室の居心地がよすぎて、そこにずっといりびたっていました。学校というより会社っぽかったのが好印象でした。

あまりに快適なので、この研究室の生活品質をさらに上げようと、あるときメンバーと思いつきました。研究室といっても、30人ぐらいのオフィススペースのような場所ですから、狭いわけではありません。そこにみんなでこたつを持ち込んだり、ベッドを置いたり、電気調理器を買ってきて料理ができるようにしたり、もうやりたい放題。

山奥の学校なので、まわりに何もありません。ごはんを食べるところもないし、遊ぶところもない。だからメンバーがずっといられるようにしたら、わざわざ家に帰らなくてもいいし、なんか面白いんじゃないかなと。不便を目の当たりにして俄然、活力がわいてきたわけです。

そんなこんなで研究室がひと通り快適な空間として完成したところ、大学の離れにある廃ビルを発見しました。教授に頼み込んで、研究室でその廃ビルを借りることに成功しました。

今度は、その廃ビルのリフォームです。大学3年生の後半から毎日後輩を引き連れて、今日はペンキを塗るぞ、今日は電気工事をするぞ、次は風呂の工事だ、畳の張り替えだ、とリフォームを進めて住めるようにしていきました。家を一軒造るような感覚ですね。それが大学卒業までに終わらず、最後まで仕上げたいという理由だけで大学院に進学を決めました（笑）。

大学院では教授のアシスタントをしたり、講義をしたりすると大学から給料が出るので、それで学費は相殺できるな、と考えました。特に親に迷惑をかけることもないだろうと、大学院に進んだわけです。

その後、廃ビルはきちんと住めるようになり、後輩2、3人が家を引き払って住んでいました。

3時間の就活で大手IT企業に内定

大学院生として研究室に所属している限り、一応何か研究はしなくてはなりません。そこで私は、交通系ICに入っている無線タグなど、センサー系の通信の研究をしていました。RFIDタグと言って、今だとSuicaに使われていたり、ユニクロの商品タグの中に使われていたりする技術です。

論文を書くわけですが、その書いた論文が学会で取り上げられ、研究者に贈られる賞を二つぐらい受賞しました。教授からは「研究職に10年ぐらい就いた人じゃないともらえない賞だから履歴書に書けるぞ」と言われましたが、私の狙いは賞ではなく旅行。

学会に行く時は、学校からその旅費が出るんです。無料で旅行ができるぞ！　と毎日、どこかの学会を調べて投稿して、ノミネートされたら費用を出してもらって出かける。それを繰り返して海外にも行きました。

先日、教授から聞いたところ、一人の学生が在学中に投稿してノミネートされた論文の数は、開学以来私の数が最多だそうです。

旅行したさあまりの学会活動でしたが、理系の研究は自分で考えたことをまとめて学会に出して世に認めさせるという行為でしたので、すごく好きでしたね。

研究しているのかどうか、いまいちわからない大学院生でしたが、卒業が近づいて就職はどうしようかと考え始めました。

すでに個人事業的に年数百万円は稼いでいたので、就職せずにこのままでもいいかなと思っていました。

しかし教授から、お前はその程度の稼ぎでかまわないのかと。とりあえず一回就職しろ、と言われて、メモを渡されました。そこに書いてあったのは「○月○日に品川に行け」というもの。そのとおりに行ったら、なんとNTTのグループ会社の最終面接だったのです。私がいつの間にか、応募したことになっていて……（笑）。

そこで最終面接を受けて、帰りの新幹線の中で内定の連絡が入り、就職が決まりました。就職活動は正味3時間。

それで私は翌春、東京でサラリーマンになったのです。

第二章

七転八倒の東京社会人時代

新卒ではNTTグループでシステムエンジニア

新卒でNTTグループに入社し、私はコールセンターのシステムを作る部署に配属になりました。ここでシステムエンジニア（プログラマー）として働くことになりました。でも私はドン底気分。初日に「君は明日からコールセンター担当ね」と言われて、絶望したことをよく覚えています。それぐらいコールセンターには、興味をそそられませんでした。

仕事の内容は電話のシステムとパソコンのシステムを連携させるCTI分野、さらにコールセンターが使う顧客管理（CRM）分野の担当エンジニアです。NTTグループと言えば最新のネットワーク技術や携帯電話サービスなどをイメージしていたので、あまりに地味な分野だなぁと。言葉を選ばずに言うと面白くなさそう、と思ったのです。

でも今ではこの仕事ができて良かったと思っています。コールセンターの仕事は、メーカーにおけるクライアントとの重要な接点です。ここに蓄積されるお客様の声や各種データを分析することで新たなサービスを作ったりマーケティングに活かせたりします。

様々なビジネスで顧客目線を持つことの大切さがうたわれますが、コールセンターの現場はまさに顧客目線の貯蔵庫です。このことを仕事を通じて体系的に理解できるようになったことは圧倒的な財産となりました。

また、この仕事を通して今の歯科ビジネスに応用できるヒントもたくさん得ました。私はエンジニア、つまりモノをつくる裏方の人間だと思って入社しましたが、配属初日に上司から「君には営業責任としての数字がある」と言われたのです。つまり売上のノルマがあるということです。

「営業職もいるのに、僕が営業して売上を作るんですか？」と聞いたら、「営業がどれだけ案件を取ってきても、エンジニアが作って納品しないとお金はもらえない。だからモノをつくる人間の生産性が低いと、いつまでも納品できなくて売上がたたない。つまり売上を上げたいならエンジニアが生産性を上げて作業をして期日までにきっちりと仕上げて納品する。もっと売上を上げるには、エンジニアが工夫をしてさらに生産性を上げていく必要がある。そしてエンジニアが生む利益で、営業職や事務職という間接部門のスタッフの給与が支払われているんだ」。これがエンジニアである私に営業責任があるということでした。

歯科医院もこれとまったく同じ構造です。どれだけ集患に成功して、新患がたくさん来てくれたとして、売上に直結する仕事ができるのは、歯科医師と歯科衛生士、そして歯科技工士しかいないわけです。だからといって彼らだけでは医院は回らない。受付も歯科助手も必要でしょうし、自費中心のクリニックであればＴＣ（トリートメント・コーディネーター）も必要でしょう。

また、ある程度の規模になると事務系のスタッフも必要になります。こうした間接人員の人件費を意識しながら、医院全体の売上目標（正確には利益目標）を設定しなくてはなりません。

この新卒サラリーマン時代に叩き込まれた考え方は今も肌感覚として使えています。

収入アップに惹かれて証券会社に転職

新卒で入った会社に勤めて約2年後、ネット証券会社に転職しました。正確にはネット証券会社を立ち上げるプロジェクトに参画したのです。

きっかけは外資系のSE会社に勤めていた大学時代の友人A。彼は今の会社の同僚と一緒に転職し、ネット証券の立ち上げに関わると言うのです。当時、ネット証券やネットFXが大ブームで、給料を聞いたら「1000万円ぐらいもらえる」と言うではありませんか。マジかよって。

当時の私の給料は安かったので、僕もそこに行きますと、あっさり転職を決めました。

ただお恥ずかしい話、私は証券会社が何をする会社かまったく知りませんでした。銀行との違いも分かっていませんでしたし、円安と円高もわからない、かなりの金融オンチな状態で転職しました。

また、この会社は、いわゆるオーナー企業（株主が社長）でした。証券会社を買収して、人はほとんど入れ替えて外部から新たに人を雇い入れ、会社をゼロからつくりかえるというオーナーの意向がありました。つまり会社という箱はあるけれど、証券会社としてのサービスはまだスタートできていない状態でした。私はいち事業部門の担当システムエンジニアとして入職しましたが、実際にやっていたことは、会社の立ち上げそのもの。サービスをゼロから考えてつくり、それに必要なシステム設計、外注調整、広告戦略、スタッフ教育、金融庁に対するコンプライアンス対策など。外為の外務員と内部管理責任者の資格も取得しました。

しかし本当に金融に関する知識がゼロだったので、毎朝3時に起きて勉強をしてから8時に出社し、定時まで本気で働き、夜は職場メンバーと飲みに行って上司でもある証券営業マンから、金融業界のイロハを学ばせてもらっていました。

まだ20代でしたので体力だけはありました。時間だけなら今よりも働いていた気がします。

突然のクビ!?　からの金融サービス会社を起業

仕事はとても充実していましたし、同僚にも何の不満もありませんでした。毎日が楽しく前のめりな日々でした。しかし結果として、この証券会社に私は1年もいることができませんでした。立ち上げて、さあサービスインだ！　というときに私たちは全員クビになってしまいました。自分たちが一生懸命作っていたサービスがリリースする前に、会社から追い出されたのです。

あの日のことはよく覚えています。朝、会社に行ったら机の上に何もない。パソコンもなくて、あれ、誰かが片づけてくれたのかなと思ったら、勝手に荷物が整理されていました。おかしいな？　と思った時にはオーナーに呼び出しを食らい、すぐにクビにされました（笑）。朝8時に出社して、11時ぐらいに無職になっていたんです。しかも私だけじゃなく5〜6人まとめて。まさに青天の霹靂。もはや笑い話ですよね。2010年の1月のことでした。

普通に考えてよほどのことがなければ、突然会社をクビになることはありません。ですから私たちのしたことはよほどのことだったのでしょう。

もともとオーナーは、私も含めて外部からきたメンバーに対して、非常に期待してくれていました。今までと違う風が入ってくるから、自分たちの発想にはない、何か新しいアイデアが生まれるのではないかと期待してくれて、私たちはかなり自由にやらせてもらっていました。

サービスが始まっていないということは、売上は0円です。それなのに、家賃が何百万もするオフィスビルで働かせてもらい、みんな年収1000万とか2000万の給料をもらっていました。私がホームページ製作や動画編集、画像加工がしたい、といえば、100万円もするパソコンを用意してもらえました。会社やサービスの広告費用はいくらでも使っていいと言われたので、1億円ぐらい使っていました。

そうすると勘違いするのです。それは自分たちの才能で勝ちとった権利だと。

売上も立っていないのに、これだけお金をかけてもらっていれば期待していただいてありがとうございます、と思うのが普通でしょうが、どこかで大きく勘違いしたのでしょう。俺たちのアイデアが期待されている、俺たちはスゴイ!……と勘違いしていました。

とはいえオーナーとの関係性は悪くありませんでした。問題はオーナーのとりまきの古参のメンバーでした。彼らからすると、私たちは新参者で邪魔な存在。なので、以前からちょくちょくと嫌がらせを受けていました。それが嫌で反発するように陰口を言うようになりました。それが相手の耳に入り関係を悪化させていました。

そのうち私たちは恩人であるオーナーのことも信用できなくなり、方針に反抗して、社内の空気はどんどん悪くなっていく一方。そんな矢先、私や同僚がツイッターで古参のメンバーの悪口を書いたのがバレてしまったのですね。当然、あいつら許さん！　となります。そしてクビになったのです。

だから9割は私たちが悪いですね（笑）。自業自得です。

そして私はもうサラリーマンは無理だな、だったら自分で会社をやろうと思って会社を作ることにしました。起業です。1社目は金融会社、2社目はシステム開発会社、3社目は企業買収した広告代理店です。

初めて作った会社は東日本大震災で倒産⁉

1社目はFXをしている人たちに情報を配信する投資助言代理業というサービス提供事業社を立ち上げました。証券会社のサラリーマン時代に培った経験や人間関係を駆使すれば、うまくいくと考えたのです。

最初は滑り出し好調でしたが、1年も経たないうちに会社が傾き始めました。原因は2011年3月11日の東日本大震災です。

東日本大震災が起こった日は金曜日でした。土日を挟み、月曜日にマーケットが開いたときは、ありえないぐらいレートが暴れました。証券会社やFX会社の取引口座では、価格が急変動した際、自動的に取引を中断し投資家の資産を守る機能であるサーキットブレイカーが働くのに、土日という48時間も何もできない時間があると、もはや間にあわず大変な被害が出ました。

当時は若い人たちの間でもFXが大流行していました。20万円くらいの証拠金に対して高レバレッジをかけて取引をしている人も少なくありませんでした。こういう人が月曜日に突如として8000万円の追加保証金が発生するようなことが起こっていました。まさに金融業界にも大激震が走ったわけです。

当然ながら私のクライアントにも被害が出ました。証拠金が無くなってFX取引ができなくなったり、最悪自己破産に追い込まれていました。そうなると私の会社が提供していたサービスも不要になります。つまり、私の会社も一夜にして顧客がいなくなりました。結果、うまくいっていたこの会社も撤退を余儀なくされたのです。

借入をして始めた事業でしたので、当然借金が残って返せない状態になっていました。しかし運良くこの会社を買い取りたいという人が現れました。この人は事業家で社長。投資助言代理業という金融庁登録事業社でしたので、サービスと会社に価値はなくても、この投資助言代理業というライセンスには価値があると感じてくれたのでしょう。会社の負債も含めて丸ごと引きとってくれ無事に売却できました。２０１１年の夏ごろのことです。

２社目は大学時代の友人とシステム開発会社を設立、でも……

１社目の売却が無事終わり落ち着いてきたころ、ちょっと反省しました。やはり金融事業というそんなに詳しくないことをやろうとしたのがよくなかったと。パソコンが得意なんだから、自分の得意分野で勝負しようと。フリーランスで自分でプログラムを書いて、それで食っていこうと思ったんです。

ところが、会社を買ってくれた社長が「お前、それじゃツマラナイだろう……！」と言って、その場でいきなり現金３００万円を貸してくれました。「もう一度、会社をつくれや」と。

一度事業で失敗している自分に再度チャンスを与えてくれた嬉しさ、そしてまだ自分に価値があるんだと認めてくれた嬉しさで感動しました。泣きそうになりました。そして、この社長への期待に応えるべく、大学時代の友人に一緒にやろうと声をかけて、2社目となるシステム開発の会社を設立しました。

友人がプログラマーで、私が営業。分業スタイルで地道に案件をとっていきました。1年ぐらいで普通に暮らせるレベルの利益は得ることができました。

そして小さいマンションの一室でしたが、初めてオフィスをつくりました。中古のオフィス家具を買って搬入して、よしやるぞ！　と心に決めた、あの日のことは今でも鮮明に覚えています。大学時代に研究室を快適空間にした時と同じように、このオフィスも少しずつ快適に仕上げていきました。ビジネスパートナーの友人ともこの部屋に遅くまで籠もって仕事をしていました。お客さんや友人が遊びに来てくれました。毎日が文化祭前夜のような、本当に夢のような日々でした。

ところが、またしてもこの夢はすぐに終わります。ビジネスパートナーの友人が心を病んで夜逃げをしました。どうやら少し前から、まわりに「社長（髙橋）に不信感がある」と相談をしていたようです。周囲からは「絶対に騙されているぞ」とアドバイス？　をもらっていたようです。結果、彼は私のことを信じられなくなり、私の元からいなくなりました。彼は会社で借りていた社宅に住んでいましたが、そこから姿を消したのです。それ以来、ほぼ連絡がとれていません。

製作途中、納品前の案件がたくさんありました。開発はすべてパートナーに任せていたので、私では製作を続けるどころか引き継ぐことすらできません。いわば建築途中の物件の現場監督がいなくなるようなもの。建物の仕様も設計図も全部持って行ってしまったわけですから、そりゃ大変でした。

それでもなんとか私一人で続けていたところに、ある会社がネット広告事業の売却先を探しているという話が入ってきました。私が以前ネット証券で働いていたことを知っている知人から「髙橋さん、このネット広告の会社、売るところない？」と聞かれたのです。

よくよく話を聞いてみたら、これは自分がやりたかったサービスだ！　と。というのも私は、証券会社や1社目の金融サービス事業時代に散々ネット広告を発注していました。同時に逆の立場、つまりインターネット広告事業社のビジネス的な可能性や旨味はものの凄く感じていました。でも、その会社を買収するには3500万円必要でした。当たり前ですが、当時の私にはそんな大金はありません。

そこで当時、私の人間関係の中で投資家を名乗るM氏という人物がいたので、私はこの話に出資してもらえないかと相談に行ったのです。

3社目は企業買収！ 出資してくれるはずの投資家が失踪……!?

M氏は「いいよ、お金を出してあげるよ」と快諾。「その代わり、条件がある。それは僕と君と一緒にこの会社の代表になることだ。僕は実務のことはわからないから、君が実質オーナー兼会社の社長として頑張ってね。ボクは資金面のサポートをメインにするよ」と。

私は「いいんですか、ありがとうございます！　でも私はお金ないですよ……」、正直にそう言うと、「僕が君に個人的にお金を貸してあげるから問題無いよ！　一緒にやろう！」と言われて、M氏と一緒に準備会社をつくりました。

売却元の広島の会社にも行き、デューデリジェンスをして会社の経営状況などをチェックして、調印式までやって、指定された日に株の売買費用を振り込みます、というところまでトントン拍子でいきました。

ところが、ある時期からM氏と連絡がつかなくなりました。期日になっても、私の個人口座に振り込まれる予定のお金が振り込まれない。でも、もう契約書にサインをしているから、期日までに払わなくちゃいけない。でもお金がないので結局期日までに支払ができなかったのです。売却元の会社から毎日のように催促の電話がかかってきます。しかも準備会社をつくった段階で、売却元の社員を引き抜いてすでに雇っていたので、社員の給料も払わなければいけない。さあ、どうしよう、と。焦りや困惑を通り越して、頭が真っ白になった記憶があります。

とりあえず2社目のシステム開発会社にお金が多少あったので、それを使いながら目先に必要なお金を支払っていました。それと同時に私は姿をくらましたM氏を捜し続けていました。私だけでは限界がありましたが、仲間の力とネットの情報を駆使して、とうとう三重県にあるM氏の実家を割り出し、そこからM氏を引きずり出し対面で会うことに成功しました。私の前から姿を消して2カ月くらいたっていました。

久々にM氏と会話します。どうして連絡しなくなったのか、3500万円はいつ支払うのか、今どこにいるのか、など……。M氏ははっきりしません。仕方ないので親と会話しました。すると驚愕の事実が明らかになります。M氏は投資家を自称していたけれど、まったくの嘘でした。正体はただの無職。しかも住所不定です。え？　渋谷のタワーマンションに住んでいたんじゃないの？　と。親は「この子は虚言癖があって、これが初犯でなくて、何回もこういうトラブルを起こしているんです」と言う。正直、だからどうした？　と。M氏は30代のいい大人ですよ。責任は本人が取らないと。親がどうこう言うレベルの話じゃないですよ、と詰め寄りたかったのですがグッと堪えました。先方の会社との契約上3500万円払わなくちゃいけないんですけど、どうしますかと尋ねます。M氏の親は、そんなの無理です、うちの家とか畑とか全部売ってもそんな金額にはなりませんと言います。M氏は続けます。「ごめん、ウソついてしまった。こんな大事になるとは思わなかった」。あぁ、もうこれはダメだと思いました。

もともとのストーリーはこうです。広島の会社は、東京の会社に買収される予定でした。いわゆる買収による合併です。その東京の会社からは、広告事業部門は不要なので閉じるか売るか整理しろ、と言われていたそうです。そこで私がその事業部門を買収する、という流れになっていました。

広島の会社と私の売買契約はすでに締結されていて、当然この情報は東京の会社にも伝わっています。これが前提で広島の会社と東京の会社の合併契約も進んでいるわけです。つまり私が「やっぱ金がないので買収は白紙で！」とは言えない。言えないどころか白紙撤回すると広島の会社からも、東京の会社からも損害賠償請求される可能性が高い状況です。

この状況はかなりやばい。事の重大さと圧倒的なミスにようやく気づきました。

私が死んで生命保険で何とかなるだろうかという考えも浮かびましたが、毎日あまりにもいろいろなことに忙殺されて、もう死ぬことすら面倒くさくなってしまっていました。

こうなったらもうしょうがない。ここで初めて父に電話をしました。

「すまん、こういう状況なんだけど、３５００万円貸してくれないだろうか」と頼みました。父も最初は意味が分からず何のことだ？　と。今まで特に実家の資金力を頼ったことはなかったので、とても恥ずかしく悔しくもありました。３５００万円は結局、父に用立ててもらいました。

3500万円支払って広告代理店をなんとか買収、でも何もできない

父に借りたお金で私はどうにか会社を買いとり、諸々の損害賠償請求リスクはクリアしました。これが起業3社目の広告代理店です。

ただ買収はできたけれど、ある意味、ここで終了していました。そもそもその広告事業は売却するぐらいだからうまくいっていませんでした。それも最初から分かっていたことです。

だからこそM氏とは、3500万円で買収して、さらに3000万円かけてサービスをテコ入れしていこうという話をしていたのです。そうすれば一気にサービスの価値が高まりビジネスもうまくいくと考えていました。でも、これはもうできません。さすがに追加の3000万円は用意できません。結局、今あるものを使って、なんとか売上をつくっていくしかない状況でした。そうしないと社員の給料も支払えませんから。

ここでも私の悪い癖が出ていました。1社目の金融サービスの会社を作ったときは金融

の知識がなくて失敗したのに、また広告の知識がないのに広告の仕事をしようとしているわけです。

確かに広告を出稿（発注）する側としてはある程度の経験がありましたが、よく考えたら代理店として仕事を受注したことは一回もありません。なので、案件の回し方も分かりませんでした。

そこで広島から引っ張ってきたメンバーのN氏から広告業界のいろはを教えてもらい学びながら、何とかして案件はとらないと、と営業して……。もはやお金も知識も自転車操業でギリギリ保っている状態でした。


そうこうしているうちに売上も利益もどんどん落ちていき、本当にどうしようもなくなりました。こんな状態ですから当たり前です。この会社をやめるしかない状況になってきたけれど、当時の私はそれをスパッと実行することができませんでした。まだ何とかなるんじゃないかとずっと考えて、なかなかやめるという決断ができませんでした。会社はもう死んでいるのに、会社の経営者でいたい、社長でいたいというちっぽけなプライドが決断を鈍らしていたようです。

その後もしばらくあがいたけれど本当に無理になりました。そこで、社員には「申し訳ないけれど、整理解雇させてほしい」と伝えました。ただ、全員の就職先が見つかるまでは給料を払い続けました。私にいろいろ教えてくれたN氏も最後に離れていきました。

でも、その3社目の広告代理店はある理由で実はまだ残しているんです。社員は私一人ですが。

第三章

大失敗から再起を図る

失敗しているときは本人がいちばん気づきにくい

ビジネスが失敗したときに、それが失敗だとすぐに気づけないのは、ゆるやかにダメになっていくからだろうと思います。3社目を失敗したときの私も、明らかにそうでした。もし今の私が横で見ていたら、「もう無理だから早く事業をたためよ、そもそも変なヤツの話なんて信じるなよ」と言えますが、当時の私はビジネスがずっとダメになり続けていたし、ゆるやかに下降していっていたので、自分が墜落していることに気づけていなかったのです。ここがビジネスの恐ろしいところだなと思います。

3社目の広告代理店を買収し売上がまともに立っていたのは最初の1、2カ月だけ。その後の生活というと午前中にアポすら入らなくなっていたので、することがありません。なので、昼まで寝て、『笑っていいとも!』が始まるころに起きます。そのままダラダラとテレビタイム。『笑っていいとも!』を見終わったら、今度はワイドショータイムになるので、それも全部見て夕方に韓国ドラマか時代劇の再放送が始まったところで、初めて着替えて外に出て食事に行くという、そんな日々を送っていました。

オフィスはありましたが、仕事がないので私も行っていないし、スタッフも誰も使っていない。せっかく作ったのに何のためのオフィスか分かりません。あんなにテンション高く作ったオフィスが仕事場として使えた期間は本当に短かったです。

仕事はしたいけれど、仕事がありません。焦る気持ちはあるけれど、実際にやることがないので写真を撮りによく出かけていました。もともと写真を撮ることはライフワークで、サラリーマン時代から撮影旅行に出かけていましたが、この時期はなんせ時間に余裕がありすぎる。通常なら半年かけて巡って撮れる量を1カ月ぐらいで撮ってしまったので、写真の腕だけはすごく上達しました。

なぜタダでも仕事がもらえなかったのか

大きな失敗をやらかした私は、明らかに負のオーラが出ていました。やはり仕事はしたかったので、ダラダラした生活をやめて、タダでもいいから仕事をさせてください！　とまわりに頼むけれど、誰からも仕事をいただけません。どうやら、ダラダラしているうちに、私のビジネスマンとしての信用は地に落ちていました。

加えて私はこの期に及んで、まだ自分に何ができるかとか、自分は何をやりたいのか、ということにこだわっていました。自分探しの旅といいましょうか、自己実現の可能性を探っていたのです。

私は小学生のころから、パソコンばかり触っていたのでITが得意だったし、プライドもありました。同時にITが絡んでいないと仕事ができない、自分はやりたくないという強い感情がありました。金融事業や広告事業で失敗したので、ちょっと臆病になっていたのかもしれません。しかし状況的にかなりピンチなんだから自分の得意不得意、やりたいやりたくない、ではなくてまずは仕事がもらえる状態にするべきでした。何がしたいかではなくて、何を求められているかで判断すべきだったのです。自己実現の可能性を探るよりも目の前の求められていることに自分が合わせていくことが大切でした。自分が変わる覚悟と勇気が必要だったのです。

そして、収入もほとんどなかったわけです。コンビニでアルバイトするなど、お金を稼ぐ方法はたくさんあったはずです。本当に今から考えると、甘ちゃんだったとしか言いようがありません。社長になりたい、経営者でいたいという変な見栄やプライド、ＩＴの仕事でないとダメだという変な固執が完全に邪魔をしていました。

別の角度から当時を振り返ると、タダでも仕事がもらえなかったのは、その提案がそもそも求められていないからです。金額が高いかどうかという議論ではなく、先方が求めていない。必要ないという極めて単純な話です。おなかいっぱいの人にハンバーガーどうですか、おにぎりどうですかと言っても、絶対に欲しがりません。でもおなかが空いていたら、ハンバーガーだろうが、おにぎりだろうが、食べたいはずです。ですから当時の私は、相手が空腹かどうかすら確認せず、一生懸命ハンバーガーどうですか、おにぎりどうですかって尋ねていたわけですね。いやいや、おなかいっぱいだからいらないよ、という話です。必死になると周りが見えなくなるという典型的な例です。本当に今から考えると何をやっていたんだろう……と思いますよ。

まずは1日4件アポを入れる

非生産性の極みともいえるような日々を送っていたとき、同世代の友人Kに会いました。

当時の私は仕事がうまく行っていない理由、自分が騙されていかに苦労しているかなど、とにかく言い訳ばかりをしていました。そんな私の話を聞いてくれていた友人Kは保険のビジネスで大きな成果を出していました。ひと通り話し終わった私に対してボソッと「俺は1日4件アポを入れているけどな」と。そして見せてくれたスケジュール帳には、確かに毎日4件、アポが入っていました。

それも単なる表敬訪問ではなく、有効商談件数のアポ。友人Kはビジネスでは成功しているイメージがありましたが、このスケジュール帳を見たらその裏でどれだけ努力をしているのかがよく分かりました。一方自分のスケジュール帳に目をやると、4件どころか1件も入っていないわけです。動いていない。何を言ってもこの時点で言い訳ですよね。

そこからです。私がとりあえず行動してから考えようと思ったのは。

とはいえ最初のころは、まず4件入れること自体が難しかったです。そもそも仕事がなくて困っているのに、どうやったら4件入れられるんだって。また言い訳しそうになりましたがここで逃げたら本当に再起不能になると思い、ひたすら無心にアポ取りを頑張りました。気づけば、ぽつりぽつりと4件アポが入っている日が増えてきました。

圧倒的な物量の経験でしか人は成長しない

今でこそ思うことですが、何か事を成そうとしたら、圧倒的な経験や物量が必ず求められます。

私の香川県の友人に大学に行かず、独学で公認会計士になったOがいます。ご存じのように公認会計士は、税理士よりもさらに上位のスーパーエリートな国家資格です。そんな資格を独学で取得すること自体が想像を絶するわけですが、この友人Oは資格の勉強を立ち飲み居酒屋で働きながらやってのけたのです。本当に尊敬する友人です。

私がOから聞いて驚いたエピソードがあります。彼は当時住んでいたアパートの壁に直接単語やメモを書いていたとか。ノートを開く時間すらもったいない。また書いた情報を常に目にする環境にしておけば暗記の効率も上がるだろうというのです。ドラマで天才物理学者が思いついた数式を壁にざーっと書くシーンがありますが、あれと同じです。仕事以外の時間はすべて勉強に費やし、たった1年半で資格を取得しました。ある程度の物量で努力すれば大抵のことは何でもできる。それが彼の持論でした。

もちろん効率の善し悪しはあるでしょうが、やはり頭一つ抜きん出られない人は才能や経験がないわけではなく、圧倒的に物量が足りないのです。

当時の私も仕事がありませんと言っていたけれど、じゃあ朝から晩までアポが入っていたかというとスカスカでした。それは仕事がないからしょうがないと思っていたけれど、そもそも行動していないからスカスカなんです。

今の私なら電話しまくって、営業すればいいじゃんって思うけれど、当時はそれをしんどいなと思っていたわけですね。友達や知り合いに頭を下げて片っ端からお客さんを紹介してもらえばよかったのに、それをダサいと思っていたわけですね。要は余力を残していたんです。よく「死ぬ気で働け」と言われますが、まったく死ぬ気で働いていませんでした。物量がまったく足りていなかったと強く反省します。

ITじゃない、表現者側の人間だ

ちょうどこの時期、ITにこだわっていた私の思い込みが解き放たれる言葉をある経営者の友人Mからもらいました。

彼は音楽系のアーティストの楽曲をアレンジするのが仕事で、いわゆる表現者です。先述したように、私はITの仕事しかできないんじゃないのか、と自ら可能性を狭めていた時期です。

そんなとき、そのMと飲んでいました。そこで私の撮った写真を見てMがポロっと一言。

「君は表現とかアーティストとか、こっち側の人間でしょ」。

「いやいや、俺はIT系と思って仕事をやってきているんだけど」と返したら、「いやいや、こっちだよ」と言うんです。

本人は何気なく言ったことだと思いますが、その一言が自分の中ですごく響きました。

当時の年齢で既に20年以上趣味や仕事でＩＴに関わってきて、今後もずっとＩＴを軸に仕事をしていくものだと考えていたわけです。同時に、写真撮影が好きで写真を通じて自分が美しいと感じる世界を表現する喜びも知っていました。自分の内なる一面を認めてくれる人がいた、と本当に嬉しく思いました。結果、ＩＴはもういいかと素直に思えて、そこから枷が外せるようになりました。ＩＴ以外の仕事もありだよなと思えるようになったわけです。

彼の一言がなければ、今の歯科コンサルの仕事はやっていなかったでしょうね。

儲かる仕組みがあると思って始めたビジネスは失敗する

友人からの励ましもあり少しずつ立ち直ってきた私は、ここまでの自分のビジネスの成功や失敗を改めて振り返ってみました。はっきりとわかったのは「儲かると思って始めた仕事は、絶対に失敗する」ということ。

新卒で入った会社をなぜ辞めて証券会社に転職したのかというと、その時よりも給料が高くなる、たくさんお金が手に入ると思っただけです。結果、うまくいきませんでした。

その後、サラリーマンに見切りをつけて、1社目の金融会社をつくったわけですが、これもネットでサービスを提供すれば労働集約的な仕事から解放されて寝ていても自動的に儲かる仕組みが手に入るぞ、と思って始めました。でも失敗しました。3社目の会社をつくるときも、ネット広告の代理店事業ができるぞ！　と、広告配信のプラットホームが手に入れば自動的に儲かり続ける仕組みがそこにある！　と思って、早く手に入れなければ！　と焦り、よくわからない詐欺師に騙されて、一晩で3500万円の借金を背負うことになってしまいました。

私の場合、そうやって儲かると思って始めた仕事は、ことごとく失敗するのです。もちろん儲かる仕組みを考えて成功する人もいると思いますが私はダメなのです。性格上、モチベーションが続かない。長続きしないというか、途中でやめてしまうんです。たぶんそこに「誰かのお困りごと解決してあげる」とか「喜んでもらっている姿を直接見る」といった自分なりの正義がないとだめなんだろうと思います。

たとえば私がデイトレーダーとして、証券会社で現物株の売買をするとします。すると、証券会社は手数料が入って嬉しいとか、投資した先の会社は株価が上がって嬉しいとなりますが、その喜んでいる人の顔が見えない。儲かるロジックだけでは楽しくないのです。

やはり誰かの「問題を解決する」タイプの仕事が好きなようです。


だからこそ2社目のシステム開発会社は、途中まではうまくいっていました。

当時は、どこの会社もホームページなどのシステムを外注していましたが、思ったものができておらず困っていました。みんなそれを我慢しながら使っている状態で、私にはその「歪み」が見えたのです。

だから「あなたのお悩みをお聞かせください」と話を聞きながら解決策を見つけてあげる。可能であれば、解決のお手伝いをお仕事として引き受ける、そんなスタイルの仕事をしていました。たとえばホームページの運用がうまくいっていなければ、つくりかえる方法もあるし、今のホームページのここだけアップデートすればうまくいきますよ、こんな感じのアドバイスをしていました。

この手法では大きくは稼げませんが、そこそこうまくいきました。ですから私には「問題を解決する」という大義名分がないと仕事ができないのかもしれません。

ゼロから仕組みを考え、儲かる仕組みにしてバーンと世に出して大きな影響を与えて大成功を収める！、みたいな起業ビジネス観に憧れはあったけれど自分にはその才能はないと痛感したのです。

結局私の場合、誰か困っている人を見つけてそれを助けることでしか仕事は続けられないなぁと。それが安定収入になっていると気づいたのです。

事業の失敗はすべて自分の甘さと油断と配慮不足

ビジネスが失敗した原因には、自分の甘さや覚悟のなさも大いにありました。

最後のサラリーマン生活を過ごした証券会社ではモチベーション高く、やりがいも感じて働いていましたが、結局は自分のためだけに働いていました。証券会社なので、証券口座を持っている人がクライアントですが、同時に私を雇ってくれている会社のオーナーも私のクライアントです。なぜなら当時のお給料はオーナーからいただいていたからです。

なのに、オーナーに対する意識や配慮がまったく足りていませんでした。

今は反省していますが、当時はまったく気づいていませんでした。こんなに頑張って仕事しているのに、なんで俺がクビになるんだよと、と被害者意識しか持てていませんでした。

起業1社目の金融会社は、あの時代にFXの自動売買ソフトをサブスクリプションで販売する発想はよかったかもしれません。ですから、お客さんもすぐに集まりました。大ヒット、とまではいかないものの小ヒットくらいの成果は得られました。一方で経営者として揃えておくべき知識や経験は圧倒的に不足していました。
たとえば契約書の作り方もまったく分かっていませんでした。それ以前に社長としての行動や責任もまったく分かっていませんでしたし、やはり自分が儲かることしか考えていませんでした。なにより、会社を立ち上げて経営をしていく覚悟が圧倒的に欠如していました。

2社目は友人を誘ってシステム開発の会社を作りましたが、これもビジネスパートナーが昔からよく知っている友人だから大丈夫だろうという油断がありました。人を雇う意味、雇った人のモチベーションをどうコントロールしていくか、そういうこともまったくわかっておらず結局、友人の良心につけこむような形になっていました。だから友人は私の元から離れていったのでしょう。今から思えば反省しかありません。人が働く際のモチベーションや目的意識などは日々変わるものです。そのため、普段からきめ細やかなフォローが必要になりますが、当時の私にはそれができていませんでした。

事業はうまくいかない。人には逃げられる。それでも自分は悪くない、まわりが悪いんだと、ずっと環境や人のせいにしていました。

3社目で詐欺師に騙されたときも、散々まわりのせいにしました。でも冷静に考えれば、そんなことに騙されている自分がだめなんです。しかも当時、まわりの先輩経営者たちからは「そのビジネスは危なっかしいからやめた方がいいんじゃないの？」と何度も警告をしてもらっていたのにも関わらず、です。後から事の顛末を伝えると「だから言ったじゃん。でも君は人の話を聞かないから」って呆れられたことを覚えています。

もう契約書にサインをしたなら助けることはできない。100%君がお金を払わなきゃいけないけれど、サインをする前に僕に相談してくれたら、いくらでも方法はあったよ、とも言われました。

契約書にサインをするということは、「僕は悪くないんです！　騙されているんです！」

といくら言ったところで契約内容は絶対に実行しなければなりません。大人の責任として、会社経営者の責任として、当然の事です。ビジネス上の責任という概念の恐ろしさや冷たさを、このときようやく身をもって感じたのです。

騙されたことも含めてすべて自分の責任

3社目で騙されたときに「騙したやつが悪い」と私がグジグジ愚痴を言っていると証券会社時代の上司Gに「騙されたことも含めて、すべて自分の責任」とはっきり言われました。

実は、この上司Gには証券会社時代にも同じことを言われています。

当時、私は外部業者に仕事を発注する立場にいましたが、あるとき業者に頼んでいた見積もりが期日になっても提出されませんでした。月曜日に社内で進捗報告ミーティングがあるのに、当日の朝になっても見積もりが届いていないのです。結局私は、見積もりを手に入れられていない状態でミーティングに参加しました。「高橋君、例の見積もりはどうなっているの？　そろそろ発注かけないと間に合わないよね？」と当然のように上司から詰められます。そこで私は「見積もり手に入れられませんでした！」と言った後、あの業者はあれだけ言ったのに見積もりを用意してこない、使えない業者だと悪態をつきました。

上司Gからは「いやいや、それも含めて自分の責任だからね」と。さらに「その会社、どこなの？」と聞かれました。当時、東京駅の八重洲口で働いて、その業者は品川でした。「金曜日の昼の段階で見積もりが来てなかったんでしょう？　なんで品川に行かないの？　電車なら20分ぐらいで行けるでしょう。そこの会社の受付かロビーでずっと待っていれば担当者が出てくるから、その人をつかまえて、早く見積もりをくださいって言うべきじゃないの。それがあなたの仕事でしょ？」

そう言われて、私は何の反論もできませんでした。

3社目で騙されたときも、その上司Gに「全部自分の責任だからしょうがないじゃない」と言われました。そうですね、と私。「だって怪しくなかった？　怪しいと思った瞬間もゼロじゃなかったでしょう？」と言われて、もうぐうの音も出ない。

結局、仕事というのは、他人のせいにできないということを、この上司から2回も教わったわけです。

この経験は今、私の仕事の基本ルールになっています。部下にも言っていますね。「仕事の責任は仕事を依頼した側にある」この基本ルールを自分に課してからは、仕事に対するプライドがどんどん高まっています。外注先と上下関係ではない感覚で仕事ができるので、結果的にいい仕事ができています。

お金がないからお前を助けられない、ごめんな

少し時を戻して、私が借金を背負って落ち込んでいる時期に、年上の友人Sから電話がかかってきました。開口一番謝られたのです。「ごめんな」って。「なんで謝るんですか。別に謝られることはないと思うんですけど」。そう言うと、「お前が金がないって聞いたときに、俺に金があればいくらでも助けてあげられたのに、自分の医院の開業資金で現金は使ってしまって、ほぼないんだ。ほんまにごめんな」って。そう言われたんです。

なんてスゴイ人なんだろう、めっちゃカッコイイやん……と思いました。涙がこぼれそうになりました。もし逆の立場だったら、私に同じことが言えただろうか。友人Sの気持ちが嬉しくもあったし、いろいろなことを考えさせられました。

おそらくこの友人Sは手元にまとまったお金が残っていたら、間違いなく僕にお金を貸したでしょう。それが当たり前と思っていたのでしょう。だから「それができなくて、本当にごめん」と言ってきたわけです。

人が困っているときに、優しい言葉をかけてあげることは大事です。でもその人の本当のお困りごとを解決するための提案や行動ができるかどうかは、また別の問題です。

この一件以来、僕は友人や部下が困っていると分かったときは、積極的に行動するようにしました。ただし「優しい言葉をかけるだけ」ではなく具体的な行動と解決案も提案できるようにしています。そのためには普段から自分に物心共に余裕がないとダメです。自分が仕事で成功し続けていないとダメだと、自分に言い聞かせるようにしています。

いつかどこかで困った人がいたときに、Sのようにカッコイイ大人として誰かを助けられたら良いなと思っています。

仕事で失敗し傷ついた心は仕事でしか回復しない

私が仕事をタダでもいいからやらせてくれと言っても、誰からも仕事をもらえなかったことは先にお話ししました。

そんなきつい時期に、保険会社を経営していた友人Kから連絡がきました。事務所のネットの調子が悪いから、ちょっと見てほしいと。すぐに行って、ネットワーク機器を少し調整したらすぐに直りました。

そのあとKに最新のＩＴ業界のことなど30分ほど話して、そろそろ帰るねとなった帰り際に、Kが「今回の分の請求書を出してな」って言うのです。そんなの無料でいいよ、と言うと、「いやいや直してくれたし、ＩＴのことも教えてくれて勉強になったので、これは仕事だ。ちゃんと請求してよ。」と言われて、本当にお金をもらったんです。

この時期、飲みに行こうとか、大丈夫かとか慰めてくれた人はたくさんいましたが、正直言葉で慰められたところで、私の心はまったく回復しませんでした。やはり仕事で失敗した心は、仕事の中でしか回復できない。いくら飲みに行っても状況は一ミリも良い方向に変わっていないからです。

これは今もそうです。大なり小なり何か仕事で失敗したら落ち込むけれど、仕事以外の方法でその落ち込みを解消しようとしてもうまくいきません。

たとえば１０００万円の損失を出したとします。その後、１０００万円を誰かからもらって表面上の損失を補填できたとしても、落ち込んだ心は回復しません。やはり、自分の力でちゃんと稼いで１０００万円を稼げたという事実が無いと気持ちはまったく晴れません。仕事で失った自信やプライドは取り戻せないのです。

仕事でミスをしたという負債が残り続ける以上、その負債を抱えた状態で暮らしているので、飲みに行ってもまったく楽しくない。仕事で再び成功して負債を返して、初めてスッキリするのです。負債を返すなら早いほうがいい。負債を返してから、飲みに行ったほうが楽しいのです。

だから仕事をくれた友人Ｋの存在は、すごくありがたかったし、励みにもなりました。このＫは先述した「１日４件のアポを入れたら？」とアドバイスをしてくれた友人です。

私が落ち込んで迷走し始めると、必ず目の前に現れて軌道修正をしてくれる頼もしい友人です。有言実行という言葉があるとすれば、まさにKのためにあると思っています。

そして、励みになったと言えばもう一人。当時、飲食業を手掛けていて、現在は飲食以外の複数の事業で大成功している同世代の友人Iです。

クロテンせなあかんで

彼はもともとは料理人で、当時、東京都内にレストランを開業して頑張っていました。事業で失敗続きの自分と比較すると雲泥の差だと感じていました。

私が「お前、すごいな!」と言うと、そんなことはないと、俺も大変な時もあったでって。いろいろあったけど、自分の人生もビジネスも赤字だと続かないから、黒字に転換しないとだめだよ。「クロテン(黒字転換)せなあかんで」って。

そりゃそうだけど、クロテンするにはどうしたらいい?

そう聞くと、「まずは覚悟を形で示す。そして仕事に集中しかできない環境を作ること」

と教えてくれました。実は、私も彼も車がすごく好きなのですが、彼は手元に車があると仕事に集中できず油断してしまうから実家に持って行って、とにかく自分の生活は仕事しかできないシンプルな環境にしたそうです。他にもクロテンするにはどうしたらいいか、必死に考えて、行動して、頑張って今がある。だからお前もクロテンせなあかんよ、できるよ、と言われたんです。

心にズシッと響きました。そのときの私は、だめだ、つらいと言っていたけれど、自宅に車はあったし、生活スタイルも特に変わっていませんでした。油断していました。

当時は神奈川県に住んでいて、まだどこかで関東でビジネスの再起を図ることを考えていました。チャンスは関東が多いだろうという理由で。しかし本心は違いました。関東に心許せる友達やビジネス仲間がたくさんいたからです。彼らと離れたくなかったのです。車以上に、友人の存在が、私の逃げ口実になっているなと感じました。奇しくもその友人の一人の助言によってハッと気づかされました。目が覚めました。これはもう関東にいたらダメと。引っ越すと気軽に会えなくなる、その不安や寂しさはあったけれど、ここで一回、悪い流れをスパッと断ち切らなければいけない。友人たちのおかげで覚悟を決められました。

ようやく自分が何に甘えていて、どこで選択を間違えたのかに気づき、見える世界に変化が出てきました。ここで、やっと視座がアップしたわけです。

気持ちも前向きになり、必ず東京に戻ってくると宣言して、香川に帰る準備を始めました。

膨大なチャレンジと膨大な反省があって初めてクロテンになる

これは今になって思うことですが、そもそも事業を行う以上、黒字になっていないと何を言っても言い訳ですよね。「赤字でもいいよね」というスタイルで事業をしている人もいますし、そういう戦略をあえてとっている会社もありますが、私にはすごく違和感があります。

たとえば上場会社の赤字が続けば、ステークホルダーの株主は、ずっと配当をもらえないわけです。お客さんに対しては、すごくいいサービスを提供していても、株主に対しては、ずっと「ごめんなさい」って言い続けている状態です。これは、ビジネス的にはどうかな？　と思います。

クロテンというのは、一瞬の結果ではなく、ずっと黒字でい続ける状態のことを指します。そこには膨大なチャレンジと反省があって、ようやくたどり着ける世界。甘くないです。たどり着いたらゴールではなく、その後もずっと改革して黒字状態を維持し続けなければなりません。

そう考えたら、赤字であることに何の意味もなく、何も言い訳ができなくなります。それこそ、ここ数年のコロナ禍の影響で赤字になった会社が「コロナだから仕方ないよね」と言って何も対策を取らないのは、厳しい言い方かもしれませんがちょっと考えが甘いと思います。

コロナ禍でも黒字になっている会社はあるわけです。もし赤字が続くなら、業態を変えるなりして、黒字になる努力をするしかありません。とにかく黒字になっていないと、何を言っても言い訳にしかならないわけです。

最近は、私も知人や友人から仕事の相談を受けるようになりましたが「黒字になる見込みがないなら、やめたほうがいいんじゃない」と、はっきり言えるようになりました。

そう言われて「なんだと!?　絶対に成功してやる！」と思ってくれれば、その人は膨大なチャレンジを繰り返して結果を出すでしょうし、本当に策がない、チャレンジする隙間がないビジネスであれば私のようにやめる勇気も必要でしょう。

食べられることほど幸せなことはない

話を戻しましょう。香川県に戻ることに決めた私は、これまでお世話になった方々に挨拶をして回りました。そうすると当時、40代、50代の方々って、とにかく私を食事に連れて行きたがります。具体的な仕事やアドバイスをくれるわけではない。とにかく飯を食わせようとします。

一日に何軒も寿司店をハシゴしたこともありました。その時に、とにかく飯を食っとけ。

飯を食っとかないと体が動かんぞ、と言われて。でももう吐くほど食べているんですけど、って言ったら、そうだろう、吐くぐらい食べられることは幸せなんだぞ、と。仕事が成功した時に幸せを感じることは、高級車に乗れるとか、高い酒を飲めるとかじゃない。食べられることなんだ。人生の食事の回数は決まっているとしたら、どうせなら少しでも美味しいものが食べたいだろう？　と。だからこれから先、お前はしばらく美味しいものはガマンしなくちゃならない日々が続くと思う。だから今日くらい、美味いものを腹一杯食べろ！　と。

お腹も胸も一杯で。この人達はなんでこんなに優しくしてくれるのだろうと、不思議で仕方ありませんでした。

そんな先輩方からも、また戻って来いよ、とあたたかい言葉をいただいて東京をあとにしました。

その後、確かに質素な生活を強いられている時期もありました。しかし、少しずつ仕事が上向いてくると、確かに忙しくなり遊ぶ時間がだんだんなくなります。いわゆるお金を使う暇すらないという状況です。でも、お腹は減ります。だから少し高い食事を食べても良いかな、と思うようになりました。

時々、ちょっと高めの寿司を食べていると、吐きそうになりながら寿司を頬張っていたあの日の夜をよく思い出し、よし明日からまた頑張ろう、と思うのです。

心に残った企業のキャッチコピー

友人たちからもらった言葉も力になりましたが、ちょうどこの時期にＣＭで流れていた企業のキャッチコピーからも勇気を与えられました。二つほどあります。

一つは「地図に残る仕事。」です。これは大成建設のキャッチコピー。最初に駅のポスターで見て、足が止まりました。建築物というのは地図に残るので、まさにそうだなと。

でも当時の私は、小さなＩＴの仕事をたくさんしていました。自分の仕事は建築物が地図に残るように50年後、誰かの記憶に残るかなと考えたら、それは無いなと思ったのです。

理由はITの仕事が残りにくいからではなく、シンプルに自分は大きい仕事をしようとしていないなと思いました。たとえ私が、大成建設に入職して大きなビルを建てるプロジェクトに参画しても、自分が「地図に残る仕事をしている」意識が無いと同じ事だなぁと。

大切なことは「地図に残るぐらいの仕事をするんだ」という自分の中で目的意識と、その仕事を成功させた後のイメージを持つことです。

当時は、仕事に対してそこまで大きなテーマ性を持とうとは考えていませんでした。ですので大成建設のキャッチコピーを見て、これは考え直さないとマズイなと気づいたわけです。

もう一つは「世界は、ひとつずつ変えていくことができる。」です。

富士フイルムのTVCMに出てきた、このフレーズがとにかく好きで、今でも心に留めています。

CMに登場するのは、研究職に就いている人物。一つ一つ実験して、最終的に目標を達成するストーリーです。

目標はワールドワイドなことでなく、自分の定義する小さな世界でいい。でも地道な努力の積み重ねが、一気に世界を変えることはありうる。そのために一つ一つしっかりと向き合っていくことが大切で、小さな成功を重ねて紡いでいく。そうすれば、どんな世界でも変えていけるよという意味にとらえて、すごく希望が持てました。このキャッチコピーは、何か事をなしたときに今でもよく口ずさみます。

第四章

実家の歯科医院を経営改革！

危うく黒字倒産しそうになっていた実家の歯科医院

私が香川に帰る前の話です。父親から「しん治歯科医院を移転して大きくする」という話を聞かされていました。実家の歯科医院は、これまでも何度も増改築を行い大きくしてきましたが、今回は新しい土地を買って医院を建て直すという、数億円かける一大プロジェクトを立ち上げようとしていました。

でも、よく聞いていくと、ちょっとおかしいな、と違和感。「歪み」が見えたのです。父親は私以上にお人好しなので騙されているんじゃないかと。そこで、香川に戻り移転開業プロジェクトの全貌を把握する作業に着手しました。明らかになってきたのは、土地と建物の融資を依頼していたメインバンクが、なんと土地の融資しか通していなかったのです。建物については、忘れていました、と知らんぷり。ありえません。今回は移転開業、つまり医院の建物を建てる計画です。つまり土地と建物はセットです。ですので、当たり前の様に土地の融資をお願いするタイミングで、建物（新医院）の見積もりや工務店や設計事務所への支払スケジュールもすべてお伝えしていました。なのに、土地だけ買わせて建物は知りませんは理不尽すぎる……。そんなアホな話があるか……と、頭にきました。

しかも悪いことに、工務店と設計事務所には契約が完了、正式発注している状態。すぐにでも着手金の支払が発生する状態でした。これもお恥ずかしい話ですが、当時のしん治歯科医院はキャッシュフローの管理が甘く着手金を内部留保のみでお支払いする状況には無かったのです。つまり手元に金が無いのに、支払期日はそこまで迫っている状態です。まるで私が直近の広告代理店買収劇で陥った罠と同じような状態でした。

なので、なんとしてでも、建物の建築費用の融資が期日までに実行されないと困るわけです。そのことを必死にメインバンクに伝えても、あいかわらずノラリクラリの対応をされます。なぜ、こんなことが起こったのか。後で分かったのですが、当時のメインバンクの支店長がもうすぐ転勤になるから、面倒くさがって私たちがお願いした融資を本店決済に回していなかったようです。土地は支店決済で完了できたので資金実行ができたと……。アホかと。今から思い返してもありえないです……。いずれにしても1カ月以内に着手金を支払わないとゲームオーバー、しん治歯科医院は黒字倒産になってしまいます。

そこで急遽、私は地元の別の銀行に行って、現状を説明し、メインバンクを切りかえることを条件に、融資をお願いできることに。もちろん、土地、建物、まるっと面倒をみてもらうことになったのです。

結局、もともとのメインバンクに30年ローンで借りた土地代を、3週間で返すことになりましたが、工務店と設計事務所への着手金は無事に支払うことができ、黒字倒産リスクは回避しました。

今から思えばギリギリでした。違和感、「歪み」に気づけていなければ、しん治歯科医院の歴史はここで終わっていました。どこでその「歪み」に気づいたか、それは例えば、父親と銀行の支店長の会話の内容や、融資実行までのスケジュールが銀行都合で何度も変更になっていた　ことでしょうか。なにより、私が過去に失敗したときの雰囲気と似ていたからです。

失敗は成功の母、とよく言いますが、このときばかりはそのとおりだなと。安心感と達成感を得つつも、問題を見つけて、直ちに解決させていくような仕事が私には向いているのだろうな、と確信した瞬間でもありました。

私は社長に向いていない

開業トラブルの解決後、私は香川に引っ越し、しん治歯科医院に入職しましたが、この時に私がチャレンジしようとしたテーマがあります。それは、「社長でなくてもいい」ということ。経営には参画するが、会社の代表ではない生き方も模索しようと考えました。今までの数々の失敗から、私は「ゼロからものをつくる」、「ビジネスを発案する」ことが意外に苦手だと気づかされましたし、まわりの人たちのアドバイスからも、自分はまだそういう器ではないことも思い知らされました。そこで自分は表に出ず、裏方に徹しようと考えたのです。

しん治歯科医院は医療法人です。医療法人の代表は、原則的に国家資格を持った医師・歯科医師しかなれません。ですから私がしん治歯科医院で仕事をするということ自体、「しばらくは会社の社長をしない」という決意でもあったのです。

しかも実家ですから、まわりからも父親と息子という親子関係で見られます。今までは小さいながらも自分で立ち上げた会社の社長でしたから、まわりから「若手経営者」的にチヤホヤされるシーンもありましたが、今後はまったくの逆です。単なる「院長の息子さん」として見られるわけです。それも私の不要なプライドを強制的に削ぎ落とせるだろうと考えました。いわば修業期間として、しん治歯科医院での仕事が始まったわけです。

「社長でなくてもいい」と思った理由は、もう一つあります。

私は占いなど、あまり信じるタイプではありませんが、起業一社目がダメになって、二社目をつくったばかりの29歳のときのことです。たまたま知り合いから「すごく当たる」という風水師を紹介してもらいました。

ものは試しと占ってもらったら「あなたは今、すごくダメな時期です。さらにダメになる期間が35、36歳まで続きます。でも、そこから右肩上がりだから心配しなくていいですよ」。そう言われました。当時、仕事がうまくいっておらず落ちるところまで落ちたな、と思っていたので、さらにここよりも下に行くのか……と恐怖した記憶があります。

聞くと、生年月日だけで占えるというので、ついでに父親もみてもらいました。すると、「この人はすごい！」と。強運の持ち主で、「人生一回も落ち込むことなく、ずっと右肩上がりでいける人」だと言うのです。確かにそうだなと私も思いました。

「私のダメな時期に運気を上向かせるにはどうしたらいいですか」。続けて聞いてみると「まずあなたは社長や経営者向きの人間ではない。特に今のダメな時期にやったらダメ」と言います。でも当時すでに経営者でしたから、ダメだと言われてもどうしようもない。

当時の私の状況を簡単に説明すると、「あなたのお父さんみたいな運気のある人を法人登記上の代表にして、あなたは会長とかあいまいに肩書をつけて外から見たら会社の代表者っぽく動けばいい」とアドバイスを受けました。意味は分かるけれど、そんなの無理でしょ？　と当時はすぐにこの方法はとりませんでした。

するとどうなったのか。その後の顛末は既にご紹介したとおり、本当にアップダウン（いや正確にはダウンダウンか）になっています。

そして香川の実家に戻りましたが、しん治歯科医院の登記上の代表は理事長である父親。私は実質的経営者として「最高執行責任者」や「ＣＯＯ」というあいまいな肩書で活動してます。気づけば、いみじくもあの風水師の予想通りの展開になっているではありませんか。そして不思議なことに、36、37歳で私自身の仕事も本当にクロテン（黒字転換）して、人生が上向いてきたのです。こんなことってあるんですね。

売上はあるのに利益が残っていないのはなぜ？

２０１６年3月、ついに新しいしんしん治歯科医院が完成しました。

移転によって、面積は数倍になり、これまで9台だった診療台を、一気に15台に増やしました。30台分の駐車場やキッズスペースを確保し、車いすやベビーカーを押したまま入室できるバリアフリー設計で使いやすくしただけでなく、診療エリアを「予防エリア」と「治療エリア」に明確に分けて動線分離を図りました。

移転前は売上2・3億円、スタッフ数は20人ほどでした。これが、移転後1、2年で売上は3億超え、スタッフ数は40人、２０２３年、現在は診療台17台、従業員は75人、売上は6億円超えになりました。

ところで歯科医院のマーケットってどうなっているかご存じですか？ 全国約7万軒の歯科医院のうち、売上が1億円超える歯科医院は約5％、つまり３５００軒ぐらいしかないと言われています。このことを考えると、しん治歯科医院はかなり成功している部類に入っていると思われるでしょう。

しかし、そのわりに利益が残っていませんでした。特に移転開業前後は本当に内部留保

（通帳上の現金）が無かったのです。ここにも私は「おや？」と違和感を感じました。調べてみると、まったく節税ができていなかったり、税理士の言いなりでよく分からない保険に入って毎年高額の支払をしていたりと、みんなで頑張って働いて得た利益が、フワっと消えてしまっている。とっても残念な状態でした。

売上・利益管理もあいまいだし、正直よくこれで2億円まで成長したなという状況でした。詳しく調べるために、税理士に会いましたが、これが問題で……。

歯科業界、相当なめられてないか!?

これは後に私が歯科業界を変えたいと思う伏線になりますが、当時のしん治歯科医院の税理士や社会保険労務士が、正直かなり酷い方々でした。

節税の提案をするのが税理士の価値と思っていますが、当時の顧問税理士は「儲かっているんだから、税金ぐらい払っておけばいいだろう」とやっかみのように言います。節税の提案をして税務調査でツッコまれるのが嫌だというのです。当時の顧問社会保険労務士も似たような感じです。

社会保険労務士で申請する補助金があったので、それをお願いしたら「助成金申請して不正と疑われると、自分の名前に傷がつくので、それはできない」と言うのです。

私たちはビジネスとして顧問契約しています。そして依頼している節税の提案も補助金の申請も違法性の高いものではなく、普通に法令遵守の範囲内のものです。それなのに、名誉や生活を守るために、こちらがビジネスメリットを譲歩しなくてはいけないのだろうか……。

また年配の士業の人には、この手の矛盾を指摘すると激しく怒るタイプが多いです。お前ら、若者に何が分かるんだ？　と言うのです。もうね、アホかと。私は貴方の孫でも従業員でもないですよ。クライアントですよ。

しかし、歯科業界の中にはこういう態度で迫られると萎縮してしまう人もいるでしょうし、逆に彼らの言うことを鵜呑みにして信じてしまう人もいるでしょう。

とくに、歯科業界にいる税理士や社会保険労務士にそのような人が多いなと。簡単な言葉を使うと、相当なめられているぞ、ということです。

これは歯科業界に限らず言えることですが、開業当初は「あなたのために協力するよ！」と善人ぶって寄ってくる悪人がたくさんいます。ビジネス交流会に誘われていくと、保険会社や広告会社の人しかいなくて、餌食にされやすいです。こちらに知識や経験が少ないので判断基準も無く、言われるまま鵜呑みにしてしまいます。

私も東京で会社を立ち上げたばかりのころは、そういう人たちがいっぱい寄ってきましたし、散々甘い言葉で誘われました。彼らに振り回された時間やお金は無駄だったな、と今にして思いますが、声を大にして言いたいのは、歯科業界はこの手の悪人が開業当初だけでなく、ずっと蔓延《はびこ》っているんです。開業30年目の歯科医院にも、コバンザメのように、ずっとくっついています。もはやその院長先生には、善し悪しの判断ができず、悪徳業者がずっと居座り続けている。よくあるケースです。

今から10年前ぐらいのことでしょうか。ただの空箱なのに「この箱を医院の受付に設置したらネットで集客できる」という詐欺にひっかかった歯科医院もずいぶんありました。冷静に考えたらありえない話なのに、なぜか信じ込んじゃうんです。まさに歯科業界がカモにされているぞ、と思った瞬間でした。とにかく、こういう例は後を絶ちません。悪意を持った業者からは、歯科医師はチョロいぜ、いかに楽をして金を巻き上げることができるか、そんな目線で見られているとしたらどうでしょうか？　腹が立ちますよね。しかし、この状況を生んでいる歯科業界、歯科医院側にも問題があると私は考えています。

問題だらけの歯科業界

歯科業界の問題、それは多くの歯科医院に人事労務、経営戦略、経営法務、会計財務など一般の会社に当たり前にあるビジネスの常識や機能が、まったく備わっていないということです。いちばんの問題点は、人を雇っているにも関わらず、会社組織としての責任感が薄いということです。

そもそも歯科医院は、一人では運営できません。最小構成でも、歯科医師や歯科衛生士、歯科助手・受付など3、4人のスタッフが必要です

ですから歯科医院は、必ず人を雇っていることになる。そして人を一人でも雇っていれば、そこは会社なのです。規模の大小ではなく、歯科医院は会社組織だということです。

そして、会社組織化とは、医療法人にするという意味ではありません。法人であれ個人事業であれ、人を雇う際に求められる法的責任やルール、手続きは一緒です。それはどんな業態でも同じです。しかしなぜか歯科業界においては、これが浸透していない。「ウチは医療法人化していないので、まだそこまで考えられない」と仰る院長先生が多いですが、正直甘いかな、と思います。

繰り返しになりますが、人を一人でも雇ったら「会社組織化」して法律を遵守しなければなりません。人事労務をはじめ、法務や財務など、いろいろなことを学んで、足りていないところは整備する義務が経営者にはあります。それなのに、きちんとできている歯科医院は、あまり多くない印象です。この理由を考察しました。

よく「歯科医師は技術者で経営者じゃないから」と言われていますが、それ以上に大きな理由は、「なんとなく運営していても利益は残る」からではないかと。国民皆保険制度を使った請求なら取りっぱぐれもありませんし、医療法人であれば法人税率も一般の株式会社より優遇されています。そもそも歯科医院経営は利益率が高いです。よっぽど変なことをしないと「今月も売上が0でどうしよう……」という状態にはなりません。だからこそ、まぁいいか、このままでいいか、と危機感が薄いのかもしれません。あるいは、いろいろ改善しないとならない、と分かっていても日々の仕事に追われて後回しにしているのかも。

結果として、様々な問題があるのに、まったく対応せずにそのまま運営しているというのが現在の歯科業界の大きな課題で、歯科業界以外の人たちに、これがバレているので、騙してやろうと舐められてしまうのです。「歯科の人達に話をしても理解できないだろう」「手を抜いてもバレないだろう」と思われているのです。私は提案する側、される側の両方の立場で仕事をしていますのでよく分かります。これが歯科業界の最大の問題だと私は考えています。

なぜ歯科業界の常識が、一般のビジネス社会とかけはなれているのか。それは歯科医師や歯科衛生士の人たちに、学ぶチャンスが無かったからでしょう。

歯科医師の場合、大学を卒業後、数年間は勤務医として働いたあとに開業するパターンが非常に多いです。しかし勤務医といっても医者のように大きな総合病院で働くわけではなく、町の小さな歯科医院で働くケースがほとんどです。だから、なかなか一般的な社会人としての常識やビジネスマンとしての感覚を身につけるのは難しいでしょう。

私はこの問題を根本的に解決しようとするなら、大学時代・専門学校時代にそういった一般常識を学ばせることが絶対に必要だろうと思っています。あるいは大学時代に通える学生向けの経営塾・ビジネス塾があってもよいと思います。そしてこれは、私がいずれやろうと考えています。

最近は、こういう状態に「歯科業界がヤバイ！」と警鐘を鳴らしている方も増えてきました。例えば歯科専門の税理士、ＦＰ、逆にビジネス感覚を持っている歯科医師・歯科医院経営者の方々です。最近、私はそういう方たちと一緒に「歯科業界を変えよう！」と仕事をさせてもらっています。身近な税理士の話を鵜呑みにするのではな、こういった人達の話を一度聞いてみてください！　私に問い合わせていただければご紹介はいつでも致します。

2億円の壁を突破するなら会社組織化が不可避

しん治歯科医院に話を戻しましょう。

１９９０年に香川県高松市で開業した歯科医院で、父親を理事長とした医療法人です。私が医院経営に参画した２０１５年ごろで売上が2億円を超えていました。ですので、事業の継続性が危ぶまれる、ということはまったくありませんでした。

むしろ1億円の壁も難しいといわれる歯科業界において、院長一人で経営してきて2億円に達していることは奇跡に近いことでした。開業当初からストック型の予防歯科を地道に続けてきたことが成功の秘訣でした。まさに「デンタルフィットネス」の価値そのものです。

しかし、さすがに限界がありました。それは「2億円の壁」です。今までと同じやり方ではこの壁は突破できず、ここで成長が止まってしまいます。そして、この壁を突破するには一般の会社のように戦略的な経営が必要だと感じていました。

当時のしん治歯科医院は、まだ100%「会社組織化」されていなかったのです。だから次の一歩、まさに2億円の壁を超えようとするなら抜本的にその仕組みを見直していかなければいけないと強く思いました。

しかし、しん治歯科医院が「会社組織化」を進める前に立ちはだかったものがありました。それは「家族経営」という事業スタイルです。

家族経営あるあるですが、院長である父親と私の会話が、ビジネスマン同士の会話ではなく、親子の会話になってしまう。そこに経理を担当していた母親の意見、現場でいち歯科医師として働いている弟達の意見も入ってくると、収拾がつきにくくなります。また私の持ち込む「会社組織化」という概念がもともと歯科業界に無いものなので、「歯科の現場が分かっていないヤツに偉そうに言われたくない」「そんな方法なんで必要なの？」と言われてしまいます。家族なのでついつい感情論が優先されてしまいます。

たとえば当時はこんなことがよくありました。私が院内にいないと「あいつは何をやっているんだ？　さぼっているのか？　仕事をしてないじゃないか」と言われました。歯科医師や歯科衛生士であれば、院内にいないと仕事していないと思われてもしかたありませんが、当時の私の仕事である営業や調整という業務は、社外で活動していることが多いです。普通の会社で営業職をやったことがある人であれば社内に居続ける方が「仕事してないと思われてしまう」と感じるため積極的に外出するのが常識でしょう。ここでもまた、自分の常識がこの業界では非常識なんだな、と痛感しました。

他の歯科医院経営者と話していると、事務長や理事は親族でないと不安だ、といわれます。確かに、裏切ったり、裏切られることは少ないかもしれません。事務方に外部の人を入れてみたところ、医院のお金を横領された、という話はよく聞きます。しかし、それでも私は歯科医院を「会社組織化」するのであれば、家族経営からの脱却をはかる必要性を感じています。

たとえば私たち髙橋家全員で飛行機に乗って、どこかに行くとします。そこで飛行機が墜落して、全員が亡くなるとしましょう（想像したくないけれど）。「会社組織化」されていないと、しん治歯科医院は事故の翌日から運営ができなくなってしまいます。これはあってはならないことです。

大企業であれば社長が突然亡くなったら、明日からその企業が機能しないかというと、そんなことはないですよね。それは社長に万が一何かあっても問題なく事業が継続できる仕組みが整っているからです。まさに会社組織化がなされている状態です。

それこそが私の目指す形です。髙橋家が明日、全員いなくなっても事業が止まらないようにすること。そのためには組織として事業の継続性が担保されると同時に、院長や私がいなくても現場が回る仕組みにしておかなければなりません。いわゆる持続可能な組織にするということです。

私がしん治歯科医院の経営に参画してから「会社組織化」を目的に、いろいろなことを変えてきました。8合目くらいまでは来ていると思いますが、まだ未完成です。

ですが、当初の想定通り、この取り組みによって2億円の壁は突破し、その次の「5億円」の壁も無事に突破、次は「10億円の壁」の突破にチャレンジしています。

「歯医者を会社に」、しん治歯科医院の経営改革に着手！

しん治歯科医院が家族経営を脱却し、「会社組織化」していくためには何が必要か。ポイントは、次の3つと考えました。

●経営と現場の分離
●現場が理解して行動できる売上目標の設定
●ES（従業員満足）とCS（顧客満足度）を同時に実現

まず経営と現場を分けること。現場は歯科診療行為そのもの、あとは人材の育成などが入るでしょうか。では、経営は？「現場」以外の仕事すべてです。

経営の仕事はいろいろありますが、いちばん大きな仕事は「目標の設定」と「現場への指示」、そして「結果の分析」です。PDCA（Plan, Do, Check, Action）って聞いたことありませんか？　これをひたすらやり続けるのです。

目標を立てるのは実はそれほど難しくありません。大事なのは、その目標をどうやって現場の人達に伝えるか、そして動いてもらえるか、です。

実はこのことにいちばん頭を悩ませました。医療現場で働く人に「売上目標を達成しよう！」「利益を出そう！」と伝えてもモチベーションが上がるどころか逆に反感を買ってしまいます。どうすれば伝わるのか……、いろいろな手を考えました。いろいろ実行しました。数年やり続けてようやく正解がみえてきました。

大事なのは、どれだけ経営者が立派な目標を掲げても、実際動くのは現場のスタッフです。「オレが社長だから言うこと聞け！」は通用しません。むしろ現場スタッフがいないと自分のビジネスが成立しないわけですから、私からするとスタッフもお客様です。ですからES（従業員満足度）を意識して、常に満足度を上げていく必要があります。それが実現できて初めて歯科医院が機能し始めるのです。そしてようやくスタッフも患者さんを意識でき、CS（顧客満足度）も高めていく段階に入ります。

歯科医院経営において、この感覚が無いとすれば、フリーランス的な意識で経営しているということです。全部自分でやろうと考えている。しかし、歯科医院は一人では絶対にできません。フリーランスな歯科医院は虚構といえるでしょう。ですから、いちはやくフリーランス的な経営マインドから脱却してください。そのために、先述の３つのポイントをおさえることが大切です。

しん治歯科医院の経営改革も、まず経営と現場の分離から着手しました。

●経営と現場の分離

「会社組織化」していくには、やはり経営と現場の分離は欠かせません。大きな会社になればなるほど、経営の責任者と現場の責任者は分かれています。

昨今、事務長を採用することが流行りになっていますが、ただ院長の下について事務処理するためだけに雇っても、正直あまり効果は出ませんし、経営と現場の分離ではありません。

経営と現場が分離できている状態とは、責任と権利がセットとなり、それぞれで明確に分かれていることです。

歯科医院の場合、事務長を雇うなら経営のトップにするとよいです。経営の決定権、権限を与えてください。つまり院長は、事務長を雇ったら、どんどん裁量を渡して身軽になってください。そして院長は現場の責任者になっていくのです。その医院の治療のスタイル、患者さんごとにどのような治療を行っていくのか、ということに集中してください。また若手スタッフの教育や、セミナーや勉強会に参加することで治療メニューを充実させたりレベルを上げていくことも大事なお仕事です。ご自身の診療もあるでしょうから、それもしながら現場のことをすべてこなしていくのは、これだけでも大変です。これに加えて経営のことにも気を遣っていくというのは、想像を絶します。私が歯科医師ならたぶん無理です。

しん治歯科医院では、事務長である私だけで処理しきれないくらい経営に関わる仕事があります。ですので、会社の経営業務の企画や運営を行う「経営企画室」をつくりました。メンバーは私を含めて6人。院長は父親ですが、経営業務の裁量権は完全に経営企画室にあります。経営企画のメンバーに私から、個々の経営業務の裁量権を渡している状態です。たとえば採用に関しては、すべてスタッフに任せています。面接や面談はスタッフで対応してもらっています。私たち経営者が「良い」と思うよりも、一緒に働くスタッフが「良い」と思うスタッフを雇うと効率が良いからです。

歯科医院では歯科医師である院長が経営も行うパターンが主流ですが、歯科医師はそもそも技術者であって経営のプロではありません。具体的に言うと、数字の管理や目標を設定して行動をしていくことに苦手意識を持つ方が多い印象です。

もちろん院長に経営センスがあって、「会社組織化」が成功して大きく成長している医院もありますが、それはレアケースです。「会社組織化」を早期に達成したいなら、その知見を持った人を経営者として招き入れることです。ビジネス業界ではこれを「プロ経営者を雇う」といいます。日本マクドナルドとベネッセコーポレーションの社長として迎え入れられた原田泳幸さんの例がわかりやすいでしょう。原田さんは元々ハンバーガーや通信教育に人並み外れた知見があったというより、その経営手腕が評価されミッションとして経営者を任されたのです。

しん治歯科医院の場合、事務長を雇用することで（自分のことなので変な表現ですが）経営と現場の分離に成功し、さらに経営企画室を作ることで経営のスピードを飛躍的に向上させることができました。売上だけの議論で恐縮ですが、父が経営と現場の両方の責任者だった時期は25年かけて2億円まで来ましたが、経営と現場の分離が成されてからは6年で6億円まで圧倒的なスピードで成長しました。また私が医院に居なくても経営企画の仕事が執行されることも助かっています。今、私がコンサルティング業務に注力できているのも、間違いなく経営企画室があるおかげです。

●現場が理解して行動できる売上目標の設定

売上目標を作って部門別にきちんとKPI（重要業績評価指標）を設定していくということ自体は何も目新しいことではありません。歯科医院経営者で実施されている方も多いでしょう。しかし、私はそれだけでは不十分と考えています。その理由は、歯科医院系と、一般業界のビジネスとは収益を作る構造が根本的に大きく違うからです。

たとえば喫茶店を経営するとしたら、モーニングセットを始めよう、そのメニューをどうしよう、誰をターゲットにしよう、とニーズをとらえて、こちら側で価格を設定できます。

しかし歯科医院の場合、特に保険診療ではそれができません。保険診療の請求額は国によって細かく設定されているので勝手に変更はできません。誤った請求をすると不正請求になって返戻を求められます。またマーケティングやブランディングをいくら成功させても、厳密には需要喚起にはつながりません。なぜなら、私たち歯科医院側がどれだけプロモーションをしても、むし歯が増えるわけではないからです。需要を作ることもできなければ、来てくれるかどうかも分からない、来てくれたとしてもどんな治療が必要かどうかは症状による……、つまりすべては患者さんの状態と気分次第、ということです。これでは計画を立てても絵に描いた餅になりかねません。

では歯科医院は、どうやって売上目標を作れば良いのでしょうか？　その答えは「何人診るか」です。保険診療の売上は患者さん次第ということはお伝えしました。ですが、1日何人診るかはコントロールできると思いませんか？「今日は患者さんが20人来たな、先月は1日平均15人だったから、少し多いぞ！」といったように計算したことはあると思います。これを各部門（小児歯科、一般歯科、歯周治療、予防歯科、矯正歯科、訪問歯科など）ごとにできるだけ細かく目標を設定していきます。まずはここから始めてください。

そして大事なことがもうひとつ。目標の表現を「何万円達成しよう」から「1日平均何人診よう」にしたほうが、現場スタッフにはウケが良いです。

たとえば今1億円の売上があるとして、「今期は1億6000万円を目標にします。6000万円分の売上を伸ばすには、一カ月500万円ずつ増やしてください！」と言ったところで、現場スタッフには伝わりません。なぜなら具体的に何をすれば良いのか分からないからです。

マインド面での拒絶もあります。「自分たちは医療をやっているわけであって、金儲けをしているわけではない」という医療従事者ならではのプライドがあるからです。

ですから私は、それをもう一段階かみ砕いて伝わりやすい方法をとっています。一カ月500万円の売上を伸ばすには現状の患者数に対して、何人増やせば良いか計算します。単純に割り算なので簡単です。

計算結果が1日25人診ないと500万円達成できないと分かったとします。そして今は1日16人だとします。すると単純に9人増やすだけです。ここまで単純化した状態でスタッフに伝えています。そうすると「なるほど、毎日9名増やせばよいのか！　午前で4名、午後で5名だな」と言った具合に受け止めて理解しやすいだけではなく、明日からどう行動すれば良いのか、そのイメージすら伝わるのです。

また単位が「円」ではないので金儲けのイメージから遠のきます。スタッフがいつもイメージしているのはお金ではなく患者さんの顔なのです。ですから、これなら医療は金儲けじゃないと言っている人も協力してくれます。

売上目標を立てる目的は、売上を伸ばすためです。歯科医院の場合、スタッフを味方につけて行動してもらわないと達成はできません。ぜひ、現場が理解して行動できる売上目標の設定をしてみてください。

●ES（従業員満足度）とCS（顧客満足度）を同時に実現

ESとCSは、車でいうところの両輪です。どちらかではダメで、両輪がバランスよく稼働することで初めて加速しますから、そのバランスをとることをまずは目指します。

たとえばESを上げるために、スタッフの拘束時間を少なくしようとして、診療時間を短くしたとします。9時〜18時の診療時間を、9時〜16時にするイメージですね。スタッフは早く帰れるので喜ぶでしょう。求人にも有利かもしれません。でも患者さんからみるとどうでしょうか？　毎日16時に診療が終わってしまう医院は使いづらいですよね。医院の経営面でみても、今までよりも1日の患者数は減ってしまうので不安ですよね。

一方、ＣＳを上げようと何でもかんでも患者さんのニーズに応えすぎると、今度はスタッフに負荷が高まりストレスになります。その一つが「担当制（指名制）」です。担当制は一見すると患者さんの満足度を高めるための方法として最適と思われますが、私はいきすぎるとダメだと思っています。まず、スタッフが休みにくくなります。担当の患者さんの予定が入っているから……という理由で、子どもの学校行事や、友人の結婚式などを諦めた話はよく聞きます。また体調不良でも休みづらくなるので、身体にむち打って働いている人もいるようですが、当然長続きはしません。結果、スタッフが辞め医院全体の生産性は落ち収益が落ちることは容易に想像できます。

スタッフの働きやすさと患者さんのニーズ、時には相反する事象に、どこでバランスをとるかということが、非常に重要になってくるわけです。

しんじ歯科医院は、そのバランスがうまくとれていると自負しています。それはサラリーマンと経営者という立場と、仕事の内容もＢｔｏＣ（個人向けのビジネス）とＢｔｏ

B（企業を相手にしたビジネス）の両方を経験した私の感覚がうまく活かされているからかな、と思っています。

このバランスを理解するのに参考になる話があります。香川県に帰ってきてから出会った同い年の友人Aの話です。彼は製造業を営む家業を継いだ二代目経営者。そのコーポレートスローガンが「従業員第一主義・顧客第二主義」だそうです。

最初にこれを聞いたときに「逆じゃないの？」と思いました。顧客が第一で、従業員が第二じゃないかと。そこで、Aに聞いてみると、この言葉には二つの意味があるんだと。一つは言葉通り、従業員の満足度（ES）を高めていかないと結局、顧客満足度（CS）の高い仕事はできないよ、という意味。もう一つは、まずこのスローガンを掲げることで、従業員の士気を高める意味があると言います。

ビジネスの成功は、いうまでもなく黒字であることです。黒字を達成するために、どういうキーワードを使えば最適解が得られるか。Aは徹底的に考えた末に「従業員第一主義」という言葉を編み出したわけです。

つまり経営者が先に従業員に「私はみんなのことを大事に思っているぞ！」と徹底的に

アピールすることで、従業員は「うちの社長は自分たちのことをいちばんに考えてくれている、うちの社長は素晴らしい」と気持ちよく働けて満足度が高まる。従業員たちは、このスローガンがあるからこそ、自分たちはいい会社で働いているんだという機運が高まり、結果的に業績も上がると言うのです。そうなると従業員に対して素直に感謝の気持ちがわきますし「従業員第一主義」が名実ともに形成されるのです。

「従業員第一主義」にするには、まずどうしたらいいかというと、私たち経営者が従業員を好きになることです。従業員は一緒にビジネスをする仲間です。召使いや奴隷のように考えてはダメなのです。仲間が仕事をしやすいように工夫する、環境を用意する、制度を作る……これが経営者の仕事ではないでしょうか。

これもまた私が直接目で見たひとつの真実ですが、従業員の悪口を言っている経営者の会社は、たいていうまくいっていません。私たち経営者が何を大事にすればよいか分かってくると思います。

「人事労務」「経営戦略」にメスを入れる

ここからは、私が実際に執行した経営改革について詳しくお話ししましょう。大きくは「人事労務」「経営戦略」の二つ。具体的には次の11点です。

①就業規則の見直し
②人件費（人件費比率）の最適化
③評価制度の導入
④業務を兼任させない
⑤テキストコミュニケーションの徹底
⑥1億円の退職金規定
⑦人員補強
⑧移転開業に伴うリブランディング
⑨営業の強化
⑩適正な広告展開
⑪経営監査（PDCA）

①就業規則の見直し

人を雇うからには就業規則は不可欠ですし、魅力的な求人票を出そうとすれば、就業規則がきちんと制定されていることは大前提となります。

ただ、この就業規則というのは、割と軽視されがちです。歯科医院以外の中小企業も、15年前につくったものを一度もアップデートせず、ずっと使い回しているケースがよくあります。

そもそも就業規則とは、人を雇うルールが書いてあるもの。いわゆる契約書の一種です。それは実態に沿ったものであるべきです。同時に、私たち経営側の思いが反映されていなければ意味がありません。つまり、歯科医院という形態は同じでも、経営者の思いが違うわけですから、就業規則はそれぞれの歯科医院でオリジナルになります。そして歯科医院の中にも、歯科医師、歯科衛生士、受付、助手、など様々な職種があります。雇用形態も正社員、時短勤務の正社員、パート社員などたくさんあります。これらを網羅的にまとめたものが就業規則です。

私たちは就業規則を作るプロではありませんので、これをいちから作るのは相当困難です。そこで、プロの社会保険労務士に依頼し、まずしん治歯科医院の実態と私たちの思いを把握してもらうところからスタートしました。

現状はこういう働き方だけど、こういう働き方をしてほしい、あるいはこういう働き方はしてほしくないと伝えました。将来的に、医院をこんな感じに大きくしていきたい、そんなことも伝えました。これには相当の時間と労力が必要です。期間として半年は必要でした。

何度も打ち合わせを重ね、結果的にしん治歯科医院の就業規則は、一種類ではなく、職種や働き方に応じて何種類も作りました。

もともと歯科医師と歯科衛生士の働き方は違いますし、同じ事務方でも、8時出勤の人もいれば、8時半出勤の人もいます。また、うちは保育園も経営しているので、保育園のスタッフは医院スタッフとは、まったく違う就業時間になります。

結果的に、すべてのパターンの就業規則をつくることが、実態に沿った就業規則となったわけです。

そして大事なことは作って終わり、にしないことです。実際、作り替えた後も多いときで年に2〜3回、更新しています。退職金の制度を変えたとき、評価制度を変えたとき、福利厚生を変えたとき、働き方改革に対応したとき、などその時々の社会情勢や医院経営のステージにおいて就業規則のアップデートは必須です。

従業員と取り交わす労働条件通知書も、この就業規則があればシンプルかつコンプライアンスに遵守した形で提示できるので求職者からも非常に好評です。

インターネットに就業規則のひな形があるから、そのワードファイルをダウンロードしてちょっと書き換えたらOKでしょう、ではダメです。

②人件費（人件費比率）の最適化

そもそも人件費比率とは、売上に対する人件費の割合。自社の人件費がどれくらい占めているのかを判断する指標の一つです。歯科医院経営において最大のコストは人件費でもあるので、よく「人件費を抑えたい」という声を聞きますが、本当に抑えるだけが正解でしょうか。私はそう思いません。結論から言うと、人件費比率は約30％が最適です。ちなみにこの場合の人件費に院長先生やそのご家族、役員の報酬は含めず計算してください。

なぜ30％が最適かというと、人件費比率は高すぎても低すぎてもダメで、ちょうどよいバランスを見極めることが大切だからです。

人件費比率が20％以下だとスタッフに給料が安くケチな印象を与えているか、人手が足りず現場が逼迫している状態です。逆に40％、50％となってくると、スタッフを過剰に雇いすぎて余っている状態か、給料以上の仕事ができていない生産性の低いスタッフがいる状態と分析します。いずれも、会社組織としてはあまり健全とはいえません。

よく「歯科医師や歯科衛生士の給料はどれぐらい払っていますか」と聞かれますが、しんち治歯科医院のスタッフの給与基準は現在の当院の人件費比率を元に割り出している額であって、必ずしもそれが他の医院にとっても最適な金額であるとは思えません。

ですから、まずは自分の歯科医院の人件費比率をチェックしてください。30％以下であれば、今のスタッフの給与を少し上げることからスタートしましょう。おそらく離職率はかなり低下するでしょう。逆に30％以上であれば売上が足りません。現場スタッフと一緒になって生産性を上げることから考えてください。人を増やすのはそれからでも遅くありません。

人件費比率を意識しながら給与や賞与を決定できるようになると、いわゆる「給与テーブル」の見直しも定期的に必要になります。、公務員のように入職年度で給料を決める必要もありません。たとえば10年前は新卒の金額が18万円でも、その後、ずっと同じ金額にしなくても良いです。現に２０２３年、ユニクロやみずほ銀行といった大手企業を中心に大幅な賃上げが報道されています。他業種だから関係ないわ、は通用しません。歯科業界も年々雇用平均コストは上がってきています。つまり、２０１３年では18万円でも採用できたかもしれないけど、２０２３年は28万円くらい出さないと誰も来てくれない、ということが発生しています（金額は例です）。「10万円も開きがあるなんて！」と10年前に入職したスタッフは怒るかもしれませんが、それは仕方ないです。10年前と今では、社会情勢も違うし物価も違う、さらに医院の売上も違っているからです。逆に言うと、10年後、社会情勢が今よりも悪化し物価も下がり医院の売上も下がってくると２０２３年は28万円だった初任給が２０３３年は10万円になる可能性もあるよ、ということです。

そのためには、繰り返しになりますが、まずは医院の人件費比率を調べる、そして最適化しましょう。同時に給与テーブルも更新します。給与テーブルは評価制度と一緒に作るものです。評価制度については次でお話します。

③評価制度の導入

人件費の最適化を実現するためにも、入職後の勤務年数で給料が自動的に上がる仕組みをやめて、評価制度を取り入れました。会社への貢献度で給料体系を決めるわけです。

そもそもの発想は、頑張っている社員の給料を上げたいと思っただけ。でも何の理由もなく上げてしまうと、依怙贔屓《えこひいき》だ何だと言われかねないので、基準が必要です。どの部分をどのように評価して、その評価が給与UPにどれだけ影響しているのか。スタッフはともかく、しん治歯科医院は理事がたくさんいるので、我々の間だけでも共通理解になる制度が必要だと考えました。

たとえば70人のうち10人はA判定、15人はB判定、それ以外はC判定と評価したとします。院長1人で決めるならすべて主観で決めてしまって問題ありませんが、理事会（経営者の集まり）が存在する以上、合議が必要です。何をもってA判定としたのか、その説明が問われるわけです。そのため、判定基準をなるべく定量的にわかるようにすべきです。

当初はいろいろ工夫して外部コンサルを入れたりしながら様々な仕組みを検討しました。ですがいっけん良さそうな仕組みはたいてい評価する側の運用が大変になります。そのため、最近はかなりシンプルな制度にしています。

まず「まったり普通に働きたいコース」と「とりあえず働きまくって所得を上げたいコース」を作ります。それぞれに3段階のランクを用意して、1年間の評価の結果、「今年はこのランクでした」と決めます。もちろんスタッフにも伝えます。そしてこのランクで得られるポイントがあり、このポイントの積算が退職金の積立にそのまま反映されます。

重要なのはこの2つのコースについて、こちらか押しつけるのではなく、スタッフ自身に自分の意思として選んでもらうようにしています。

歯科医院は女性が多い職場です。子育てや家庭の事情で働きたくても本気で働けない時期もあるでしょう。また入職直後は、仕事よりも自分の生活の時間が大事、という人もいるでしょう。私はもともとサラリーマンでしたから、この気持ちがよく分かります。なので誰にでも必死で働け！　とは強要しません。

一方で、今は本気で働きたい！　所得を上げたい！　という気持ちも見逃さないようにしています。たとえ新人であったとしても、そう思ってもらえているのであれば、経営者として気持ちに応えるべきです。「新人だから任せられる仕事が無い」というのは経営者の怠慢でしかありません。これは自分がサラリーマンだったときの経験から考えたことです。特に1社目はやる気はあるのにチャレンジさせてもらえず、とても残念な日々を過ごしていました。その時の経験から、やる気のある人にはこちらも本気で向き合いたいと考えています。

評価制度を導入して、さらにシンプル化して分かりやすくしてからは、スタッフのやる気は明らかに増しました。そもそも、スタッフの仕事における評価とはなんでしょうか？「褒められる」「やりがいを感じる」「所得が上がる」「地位が手に入る」など、様々な考察ができるでしょう。私はサラリーマンだったのでこれにズバリ答えられます。例えば、給料というのは生活の糧であると同時に、評価の指標そのものでもあるわけです。わかりやすく言うとゲームのレベルです。レベル30とレベル50なら、レベル50のほうがすごい気がする。レベル30から50に一気に上がると、自分が圧倒的に強くなった気がします。

よく現場スタッフが「3000円でいいから給料を上げてほしい」と言ってきませんか？それは「3000円がないと生活できない、苦しい」と言っているわけではなく、レベルが上がったという実感が欲しいのです。金額が3000円でもスタッフからするとレベルが上がった、認められた、強くなった、と感じるのです。この実感がほしいわけです。

私が新卒で入った会社は、いくら頑張っても、まったく給料が上がらない会社でした。正確には勤務年数によって等級が上がり、これに連動して給与も上がる、という仕組みでした。新卒で働くということは、社会で働き始めた瞬間です。その時に必要なのはお金も大事ですが、やはり「自分がどれだけ社会で通用する人間なのか」という自己承認ではないでしょうか。このいちばん多感な時期に3000円でもよいので給与を上げてあげれば、スタッフの自己承認はなされ、自信が身につき、仕事に対するプライドも醸成されたでしょう。やはり特殊法人なので、経営陣のお金の使い方が下手くそだったのだと思います。

ここから学ぶことは、私たち歯科業界も同じような道をたどってはダメだ、ということです。お金のバラマキは無意味ですが、給与UPはスタッフの自己承認に繋がる、ということは覚えておいてください。何より大事なのは、まず評価という言葉を形に変えること、行動に移すことが大事だろうと思っています。

④業務を兼任させない

歯科医院で働くスタッフの特性に着目しましょう。歯科医師、歯科衛生士、歯科技工士など、ほとんどの方が技術者です。なので、歯科医師には治療、歯科衛生士には衛生士業務、歯科技工士には技工、といった本来の業務をずっとやってもらうのがビジネス的には最も効率がよい状態です。しかし、人手不足を理由に歯科衛生士に受付をやらせたり、歯科技工士に事務をやらせたりするケースも見聞きします。これはビジネス的な効率の悪さだけでなく、スタッフの気持ちを蔑《ないがし》ろにして離職に追い込む理由の一つになるので、当院では基本的に業務の兼任はさせません。

日本画の画家に油絵を描いてよ、と言ったら「なんで？」となりますよね。ジャズピアニストにクラシックを弾いてよ、と言うと「ピアノは弾けるけど、それ無理……」って言われます。それと同じことです。

なぜ兼任を避けたいか。それは私自身の経験もあります。サラリーマン時代、兼任に次ぐ、兼任を経験させられて、とてもつらかったからです。具体的には所属している組織には仕事がないので、まったく別の組織にいきなり行けといわれ、知らない場所で知らない人と知らない仕事をやったり、会社の枠を飛び越えて、いわゆる出向になり別の会社で働くことになったり、その会社から別の会社に派遣になるという、もはや自分がどこの所属で何をしている人か分からない日々を過ごしている時期もありました。

その都度、当時の上司は「キミは優秀だからお願いできる」と言ってくれていましたが、後から考えてみると都合良く使われていただけです。

能力のある若い人を、あえて兼任させて様々な仕事を経験させるという育成方法はあるでしょうが、たいていは上司が部下をうまく使えず、仕事を作ることもできないので、場当たり的にあれやって、これやってと、気づけば様々な仕事や役職を兼任させているケースが多いです。

そして上司はそのもくろみがバレていないとタカをくくっていますが、私たちもバカではありません。それはバレています（笑）。こうなると、自社への貢献度は低下し、仕事へのモチベーションは下がります。自分でいうのも変ですが「勿体ない使われ方をしているな」と思っていました。こう思った人はほとんどの場合、その仕事を辞めることになります。私もそうでした。

なので大事なのは、人手不足を理由に兼任はさせないことです。歯科衛生士は歯科衛生士業務だけをお願いする。受付業務は受付スタッフを別途雇うべきです。正直、歯科衛生士が生産性を上げて売上を伸ばしてくれれば、その利益で受付スタッフの給料はじゅうぶん確保できるでしょうから。

ただし例外もあります。仕事のできる人や素養のある人が、いわゆる通常の会社の部課長クラスになったら兼任はありだと思います。しん治歯科医院でもリーダークラスの歯科衛生士の何名かには、衛生士業務以外に、TCやマネジメントなど、いろいろな仕事をお願いしています。しかし、この手法はあくまで応用として考えてください。

⑤テキストコミュニケーションの徹底

テキストコミュニケーションという言葉は聞き慣れないでしょう。その言葉のとおり、意思疎通や会話を文字で行う、ということです。メール、LINE、チャットを使います。しん治歯科医院では院内のコミュニケーションにテキストコミュニケーションを徹底させています。そのメリットと目的からお伝えしましょう。

メリットは2つ。ひとつは「非同期型コミュニケーションであること」、もうひとつは「グループで会話ができること」です。

「非同期型コミュニケーション」とは、各々のタイミングでコミュニケーションを行うこと。友達とのLINEやメールのやりとりを想像してもらえると分かりますが、相手が応答できるかどうかの確認をせずにメッセージを送ります。またメッセージを確認するのも返信するのもこちらの好きなタイミングで行えます。対義語の「同期型コミュニケーション」は、電話や会議室の打ち合わせなど、相手と同じ時間を共有しないと成立しないコミュニケーションのことです。最近は電話よりもSNSを使ったメッセージのやりとりの方が主流で、若者は非同期型コミュニケーションが得意ですが、実はこの方法は、歯科医院を運営していく上においても非常に効率的です。

歯科医師や歯科衛生士など現場で働いている人に、事務連絡や情報共有などを会議で行うとすると、その都度、診療を止めなくてはなりません。その時間は売上が当然発生しません。会議を開けば開くほど医院経営的には赤字方向に転落していきます。

その会議はそこまでしてやるべきなのでしょうか。ほとんどの歯科医院が情報を一言共有するためだけに、わざわざ会議を開いているところが多いです。

これでは非常に効率が悪いどころか目的を見失っています。この問題を解決するのに最適な方法が非同期型コミュニケーションであり、電話や会議ではなくテキストをベースとしたコミュニケーションなのです。投稿したい人も、読む人も、各々の手が空いているタイミングで情報のやりとりができるため集まって会議をしなくてもよくなります。診療を止める必要が無くなり売上が落ちません。しん治歯科医院ではチャットワークというビジネス用チャットツールを使っています。チャットワークには全スタッフが一人一人アカウントを取得して参加しています。仕事の業務連絡は、ほとんどテキストコミュニケーションで事足りるので、全員が集まる会議は年1回〜2回と極端に少ないです。

もう一つのメリットはグループで会話できることです。一対一でコミュニケーションを取った場合、その会話内容を後日、他の人に伝える手間が必要です。またそのために会議が必要かもしれません。これは非同期型コミュニケーションを使っていても、一対一でメッセージのやりとりをしていれば同じ事です。これを解決するにはグループチャットが最適です。「外来チーム」「衛生士チーム」「会計処理」といったように現場チームや仕事目的にあわせてグループを作ります。会話はそのグループ内で実施します。これによりAさんとBさんがグループ内で会話しても、この二人の会話はグループ内の他のメンバーも確認しているので、今日誰と誰がどのような会話をしたのかが何となく共有されます。

昔の会社は、部門ごとにテーブルが島のようになっていて、自分は黙々と作業していても、部長が先輩に何か仕事を依頼したなとか、木村さんと田中さんがクライアントの愚痴を言っていたなとか、直接会話に参加していなくても耳や目に入ってくる情報だけで同僚のやりとりが何となく把握できていました。

私が思うにこれはリモートワークで唯一再現できない、昔ながらの会社の良いところだと思っています。そして、非同期型コミュニケーションをグループで行うことでその空気感を再現できるのです。

グループは部署やプロジェクト、タスクごとに分けています。外部の業者さんを交えたグループもつくります。

私のチャットワーク上には現在100以上のグループがありますが、そのすべてを朝からチェックし医院全体の情報を把握します。何かあればコメントしています。

大抵のビジネスチャットツールは、スマホやパソコンでも見られます。また、このチャットグループの会話そのものが議事録になるので、会議だけでなく議事録作成すら不要になるのも大きなメリットです。

さて、テキストコミュニケーションの二つのメリットは伝わったと思いますが、肝心の目的は何だと思いますか？　答えは医院の売上を落とさず、「スタッフとのコミュニケーションを円滑に行う」ことです。書くと簡単ですが、ここで書いたことができているかどうかで圧倒的に経営効率が変わるのです。ぜひ取り入れてみてください。

⑥1億円の退職金規定

退職金の制度も、かなりリニューアルしました。一般スタッフなら35～40年勤めあげて、かつ最高の成績を残した場合の退職金の上限を2000万円、さらに部長や主任など、いわゆる幹部クラスは上限1億円にしたのです。

1億円の退職金がもらえる会社って、なかなかないのではないかと思います。ただ、それが絵に描いた餅にならないように実現できる仕組み、つまり原資をどう確保していくか、これもセットで考える必要があります。原則として医院の売上を安定化させること、かつ高収益体質にすることです。ストックビジネスの仕組みづくりが大事です。当院はデンタルフィットネスという優れた予防歯科のストックビジネスがあるので毎年の利益が安定しています。退職金の積立を、毎年の利益から捻出していくことも大事ですが、私はこれと同時にもう一手、手を打っています。

スタッフに生命保険をかけて退職金を運営するスタイルです。月々の給与からは天引きせず、法人側で保険金は支払います。スタッフには、最終的に退職金という形で提供しようという仕組みです。

経営側からすると、給与で毎月1万円渡すか、スタッフ名義の生命保険に1万円支払うか、なので使うお金は一緒です。しかし、効果がまったく違います。

まず生命保険には返戻率というものがあります。掛け金に対してどれくらいのリターンがあるか、という指標です。生命保険は投資ではないのですが、投資商品のように取り扱われる理由がこれですね。当然ですが、返戻率の高い生命保険であれば解約した際に戻ってくる金額が増えます。例えば保険の掛け金がトータルで500万円だったとして、返戻率が150%ならば、750万円です。しかも多くの積立型の生命保険は複利になっているので、実際の返戻金額はもっと上がる、ということもあります。複利計算のことを語るとすごく長くなるので、ぜひインターネットやYouTubeで調べてみてください。

次に、この行為自体がスタッフからすると、とてもウケの良いプレゼントとしてとらえられる、ということです。私がスタッフに福利厚生の一環としていろいろな施策を試してきましたが、この生命保険を媒介した退職金の仕組みが、いちばん反応が良いです。ちなみに最下位は年末の忘年会です(だからコロナ禍に入る前からやめました)。

最後に、スタッフの立場から考えても節税メリットが大きいです。ご存じのように日本は累進課税です。所得額が大きければ大きいほど個人にも課税される額は増えていきます。私自身も経験がありますが、年収400万円から年収700万円くらいになった時は手元に残るお金が増えて生活レベルも変わった!　と実感できましたが、その先、1000万円以上になっても実はあまり変化は感じませんでした。理由は単純に納税額が増えているから。この事実に気づくのに数年かかりました。話を戻しましょう。退職金のメリットです。実は退職金で所得を得ると退職所得控除という制度があり、課税額はかなり抑えられます。多くのスタッフは毎月のお給料から貯金をしているでしょう。貯金の目的は様々ですが、老後の蓄え、という方も多いのではないでしょうか。毎月の所得から貯金をするということは、課税された後の税引き後の現金から貯金をしていることになります。しかし退職金がしっかりもらえることが明らかであれば、無理に貯金をする必要がありません。例えば30年かけて老後の蓄えとして2000万円の貯金をするのであれば、毎月の所得から貯金にまわすよりも、退職金をそれに充てた方が節税メリットは圧倒的に高いです。

またこれは私の個人的な思いになりますが、スタッフたちには、月々の給与から頑張って貯金して節約生活をするよりも、もっと自分のためにお金を使ってもらいたいのです。友達や家族と旅行したり、美味しいごはんを食べに行ったり、あるいは自己投資としてセミナーや勉強会に参加したり。今しかできないことはたくさんあります。将来の不安のために毎月数万円貯金に回すくらいなら、今、好きなように使ってほしいと。そのことが10年後、20年後の人生に必ず生きてくるからです。

この本でずっとお話ししてきているように私自身、ビジネスで失敗して、仕事もお金も社会的信用も失った時期もありましたが、だからといって家の中に引きこもっていたわけではありません。例えば趣味の風景写真撮影に没頭していました。

よし今日は富士山を撮りに行こうとか、昭和記念公園のチューリップを撮りに行こうとか、埼玉県の幸手市に菜の花を撮りに行こうとか、山口県の角島大橋を撮りに行こうとか、写真を撮るために全国を貧乏旅行していました。

今はコンサルティング業務で全国を飛び回っていますが、この経験のおかげで、どこにいっても土地勘があります。全国のクライアントと話をする際に「この近くに昔よく撮影に来ていました」というと話題に花が咲きます。あのころは、ただ写真を撮りたくて遊びに行っていただけだったので、こんな人生が10年後に待っているとは想像もできませんでしたが……。

しかも、今、しん治歯科医院でこのとき撮影した写真をポストカード（リピートハガキ）にして、定期健診のお知らせに使っています。

リピートハガキを受け取った患者さんから「若いころ、ここに住んでいたんだよ」「部屋に飾っているよ」など、嬉しい言葉をいただきます。

結局、そのときには一見、無駄に見える経験も、長い目で見ると、まったく無駄ではなかったということです。だから私はスタッフにも、将来が不安だからという理由で貯金するぐらいなら今の自分のために時間とお金を使ってほしい。その代わりに、将来の不安は私たちが解消してあげるよ、という仕組みをつくったのです。

私は、とにかくスタッフに医院の利益を還元したいと思っています。1億円の退職金制度もそうですし、幹部クラスの年収は1000万円にしたいのです。

これは私の経験ですが、新卒で入社した会社は年収400万円くらいでしたが、二社目の証券会社では800万円に、その後1000万円に達しました。すると見える世界が変わったのです。それによって次の世界にチャレンジしようという気になったのも、また事実です。

ですから、しん治歯科医院のスタッフたちにも、新しい世界を見てほしいし、どんどんチャレンジをして進化してほしいと切に願っています。

実は今度スタッフを連れて、東京に寿司を食べに行く旅行を計画しているんです。寿司を食べて帰ってくるだけのツアー。すごく贅沢ですが、そこでしか味わえない世界観がある。自由に使えるお金があれば、そういう世界観を体験できることを、このツアーでまず感じてほしいなと思っています。

私は自分の手元に何億というお金があっても面白くありません。それよりも、みんなで話題を共有できるとか、体験を共有できるという世界があったほうが絶対に楽しいと思っています。

これは私の歯科医院コンサルティングにも通じる話です。しん治歯科医院だけが儲かっても楽しくない。他の歯科医院も、私たちが目指す歯科医院を「会社組織化」するというゴール設定を共有してもらって、一緒に成長していける仲間が欲しいのです。

⑦人員補強

しん治歯科医院を「会社組織化」するには、人員補強は必須項目でした。

ですから歯科医師や歯科衛生士の採用活動も、継続的に行っています。求人というのは、出すだけでは反応がありません。しん治歯科医院も以前は「人が必要になったら求人票を出す」というやり方でした。これでは求人レースで既に周回遅れ状態です。

なぜ継続的に採用活動をしていなかったのか、これは「ずっと求人を出していると人が定着しないと思われる」、「そんなに人がいっぱい来られても困る」、といった理由でした。理由は分かりますが、ただでさえ求人活動が困難を極める歯科業界において選り好みをしたり、体面を気にしている場合ではありません。

また成長企業が継続的に求人を出すのは当たり前です。今でも、ＩＴ企業やスタートアップ業界などの急成長している企業はどこも常に採用を出しています。だからといって、「あ、この会社はダメなところだ」とは思わないでしょう。むしろ、儲かっているんだな、成長しているんだな、さすがだな、という印象を受けるはずです。そんなにＰＲしまくって、たくさん人が来たら大変だ！　と思うでしょう。それだけ来ればどの人にしようか選択肢が増えるわけですし、それ以上に捌ききれないほど応募者が集まれば、単に断ればいいだけの話です。

コンサル先の歯科医院で「人が集まりません」というところは、ほぼ継続的な求人活動をしていません。かつてのしん治歯科医院と同じ考え方の罠にはまっています。

極論ですが歯科医院の場合、売上を上げようとすると、歯科医師や歯科衛生士、歯科技工士を増やすしかありません。また歯科医院は女性が多い職場です。今、スタッフ数が充足していても、産休や育休でお休みに入るスタッフが突然発生することもあるでしょう。2023年現在、しん治歯科医院には、75人のスタッフがいますが、毎日全員が出社しているわけではありません。いつも誰かが産休・育休に入っています。それでも何とか運営していける理由は採用のスタイルを従来型からガラリと変えて、常に採用活動を続けるようにしたからです。

⑧移転開業に伴うリブランディング

2016年、しん治歯科医院は開業当初の場所から数百メートル離れた場所に移転開業し、面積は数倍に拡大し、診療台は9台から15台に、スタッフの人数も大幅に増やしました。それをきっかけにリブランディングに着手しました。具体的には「ロゴ」と「キャラクター」をつくりました。

まずロゴについてお話ししましょう。全国に7万軒ある歯科医院の中で、パッとロゴが思い浮かぶ歯科医院はありますか？　おそらくないですよね。歯科業界以外ではどうでしょうか？　身近なところで思い浮かぶものは、ユニクロやナイキ、グーグルなど。社名やブランド名をロゴとしてデザインした「ロゴタイプ」と呼ばれる合成文字を使ったものです。

ロゴタイプは文字をベースにしたデザインなので、社名やブランド名が覚えやすいのがメリットです。

ロゴタイプを使った歯科医院はほとんど見当たりません。多くが「歯のイラスト＋○○歯科医院」のパターンです。そうすると見るほうはイラストと文字の二つを覚えなければいけません。

一般的に歯科医院はあまり好かれていません。それなのに、イラストと医院名の二つも覚えることがあるなんて、見る人にとっては相当なストレスです。みんなが大好きなハイブランドのロゴとは違うのです。それゆえ認識率もかなり低下します。

ですから、なるべく一回でストレスなく覚えてもらいやすいように、しん治歯科医院もロゴタイプを採用しました。

しん治歯科医院のロゴタイプは、オレンジ色のイラストの中に「しん治歯科」と文字が入っています。よく見たら「治」は「ムシ（歯）０（ゼロ）」という隠し文字になっています。これは言われないとわかりませんが、一回聞くと忘れない小さな仕掛けです。

セブン-イレブンのロゴの最後の「n」が小文字なのはご存じですか。これも気づける人しかわかりませんが、一度気づいてしまったら、もうこのロゴのことが頭に残り続けるでしょう。

こういうちょっとした仕掛けやこだわりは非常に大切だと思っています。

また、このロゴはオレンジ色ということもあって、パッと見た目は花のようです。しかし、これは花ではなく歯です。そして、臼歯を真上から見た図になっています。そして、輪郭にもこだわりが。フチを拡大してみてみると、クレヨンで描いたようにギザギザになっています。これはミッフィーやSuicaのペンギンもそうです。この効果は全体的に優しいイメージになります。こうしたいろいろな工夫が詰まったロゴは、ずっと直視しても、不思議とずっと見ていられます。

ある建築家の話ですが、やはり建築物も数秒見続けられないものは、プロダクトとして美しくないと脳が嫌悪感を示しているそうです。そういった能力は、人間に先天的に備わっているもので、やはり数秒直視できるかどうかというのは、モノをつくるときのポイントになってくるそうです。

一方、しん治歯科医院のキャラクターは「しーかーさん」という丸々としたシカの親子です。しーかーさんは、院内のあちこちにぬいぐるみやオブジェとして置いてありますし、LINEスタンプになったり、フリーペーパーのマンガに登場したり、いろいろなところで活躍しています。

実はしーかーさんが生まれたのは、訪問歯科がきっかけ。訪問歯科とは、介護老人保健施設（老健施設）や個人のお宅を訪問して、歯科治療や口腔ケアを行う診療です。

訪問歯科は車で診療に行くことが多いです。訪問先の建物の前に駐車していると、クレームをつけられたり、落書きやパンクなどいたずらをされたりすることがあります。

ひどいケースは、走っている車に猫を投げつけられて、自分の猫がひかれたから慰謝料を払えと脅されることも。そういうふうに訪問車は、何かとトラブルに巻き込まれやすい

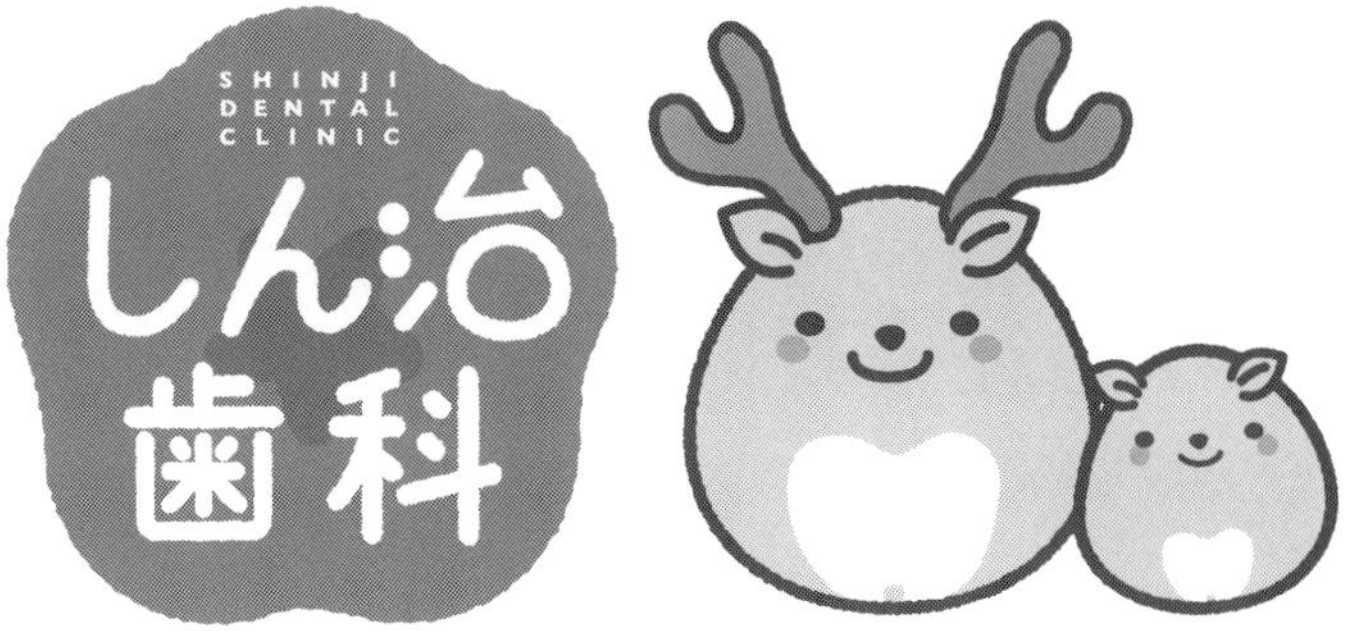

しん治歯科医院のロゴとキャラクターの「しーかーさん」

という話は、よく聞いていました。

確かに自分の生活道路に知らない車が停まっていたら不信感を抱くでしょう。私も自宅の駐車場の前に近隣の介護のヘルパーさんの車が停まっていて、自分の車が出せないことがよくありました。事情はわかりますが、やはり困ります。

また、マンションの玄関に宅配便の車が停まっているのも邪魔で嫌でした。しかし、あるとき生協（コープ）の車が停まっているときは、不思議とイライラしませんでした。なぜだろうと考えたときに気づいたのが、トラックにでかでかと描かれているトマトのキャラクター。そのキャラクターの憎めなさかげんで、ちょっと許そうかなと思えていたのです。

ならば、しん治歯科医院の訪問車にも、この生協の車と同じように、憎まれないキャラクターを描いておけば邪魔に思われないんじゃないかと考えて、そこからしーかーさんが生まれたのです。

歯科だから「シカ」。キャラクターとして鹿を使っている歯科医院は多いですが、大抵はリアルな鹿、スリムな体形のキャラクターが多いです。

しん治歯科医院は、健康な人が訪れる歯科医院。いわゆる歯科医院らしくない歯科医院ですから、キャラクターも鹿らしくない鹿にしたらどうだろうと、丸々と太った鹿にしました。歯科医院らしくない歯科医院を体現したのが、しーかーさんなのです。

⑨営業の強化

通常の歯科医院経営は積極的な営業はできず待ちの姿勢です。しかし、訪問歯科は違います。唯一、戦略的な営業展開ができます。ですから、しん治歯科医院では営業のプロを雇い、訪問歯科の営業を積極的に展開しています。

訪問歯科の主な営業先は老健施設になりますが、新規のお取引をお願いするなら、その施設長ではなく、施設を運営している会社の経営者でないと話がまとまらないことが多いです。

ですから、まずその老健施設の経営母体を調べます。それが地元の建築会社で、そこの経営者とつながりがなければ、いろいろな伝手をたどって、紹介してもらえばよいです。

今、しん治歯科医院は、地元の大企業が経営する老健施設とお取引させていただいておりますが、これもキーマンにたどりつくまでに2年ぐらい営業し続けました。数年かけて一か所の営業先を攻略するという発想は一般のビジネスを経験していないとイメージがつかみにくいかもしれません。訪問歯科を成長させていくには、このように強い営業部隊をつくる必要があります。

また営業トークで大切なのは「訪問歯科を入れることで、どういうメリットがあるのか？」をできるだけはっきり伝えることです。「私たちは素晴らしいサービスを行っています」と訪問歯科のメニューを伝えるだけでは、相手には魅力が伝わりません。相手にとってのメリットは、その施設や経営者にとって様々なパターンがあります。お悩みの数だけ解決した先のメリットがあるのです。

たとえば私自身が訪問歯科の営業をしていた2016年ごろは、訪問歯科そのものの認知度が今よりも低く、老健施設の経営者は訪問歯科のメリットをまったく理解していませんでした。むしろ、良くないイメージでした。

訪問歯科が介入して、もし入所者にむし歯があることがわかると、老健施設の職員が入居者を歯科医院まで連れて行かなければならないのでは？　そうすると現場での自分たちの負担が増えるので無理だ、と。訪問歯科の意義はわかるけれど、ただでさえ人手不足なのに、そこまで手が回らないから入れられないと断られることが多かったんです。

しかし実際は、しん治歯科医院に連れてくる必要はありません。むし歯の治療はすべて現場で完結します。麻酔も打てるし、レントゲンも撮れます。それを行う専用の機械を見せると「そうなの？」と驚かれます。さらに、契約は患者さんと行うので、施設からお金をいただくこともありません。これも意外と知られていませんでした。

ただし、これだけだと施設側には何のメリットもありません。そういう場合は、歯科医院が介入すると、誤嚥性肺炎の発生を防ぐことができます、というメリットもしっかり伝えます。

誤嚥性肺炎とは、口の中の雑菌を吸うことで、肺が炎症を起こして最悪、死に至る病気ですが、訪問歯科で口腔ケアを行い口の中が清潔になると、この誤嚥性肺炎が激減します。

そうすると亡くなる人が減少し、空室リスクが減って、結果的に経営の安定が図れるのです。

私たちが介入しても、現場職員の稼働も増えなければ、施設側にお金をいただくこともなく、さらに今より経営が良くなる可能性すらある、と話すと、「では、お願いします」と契約に至ります。

また、営業には新規開拓とフォローアップの2種類あります。訪問歯科の場合は、フォローアップ営業のほうが実は大切です。いったん契約したところに「何かお変わりありませんか」と話を聞いて、継続性を高める営業が効果的です。

いずれにしても訪問歯科は単価も高く利益率も高い、ビジネスとしてはとてもよい事業です。患者さんが亡くならない限り、キッチリとフォローアップ営業をしていれば、リピート率は理論上100％です。すべて訪問スケジュールどおりに動くことができるため、要員配置計画がスムーズです。パートや時短のスタッフでも働いてもらいやすいです。

そして需要はどんどん高まっています。しん治歯科医院でも、毎年前年度対比120％

で売上が伸びています。それでも、まだマーケットの需要に対して供給が足りていないのは、訪問歯科の知識やスキルセットの問題ではなく、営業や広報、ブランディングが足りていないからではないでしょうか。実に勿体ないです。ぜひプロの営業職の方をスタッフとして迎え入れ、体制を整えるところからスタートしてみてください。

⑩適正な広告展開

２０１６年の移転開業前までしんじ治歯科医院は、広告を積極的に行っていませんでした。ここにもメスを入れました。広告を展開する際に大切なのは適切な予算配分と計画を立てることです。ちなみに売上の８〜10％が広告予算の目安と言われています。

まず私たちは地域ビジネスなので、地域の方々の目にふれるところに出すことが、いちばん大切です。

たとえば雑誌の広告であれば「表４」と呼ばれる裏表紙が最も目につくので、ここにのみ出稿します。それ以外のページはほとんど認識されません。全国版の雑誌の広告代は高すぎるので、狙うのは地元の出版社が発刊しているタウン誌的な雑誌です。この裏表紙を押さえます。広告は1回や2回の出稿ではほぼ効果がありません。最低でも1年は出稿し続ける、くらいの感覚で取り組みます。

また、認知度獲得の意味でかなり成功したのがラジオ広告です。これは地方ならではのテクニックですが、地方だと民放FMは、基本的に一つしかありません。最近はインターネットラジオで全国のラジオ番組を視聴できる状態があるとはいえ、香川県でFMを聴く人は、ほぼ「FM香川」を聴いています。だからラジオ広告を出すなら、FM香川一択です。

香川県は多くの人が車通勤なので、朝と夕方の通勤時間帯に車の中でラジオを聴いている可能性が高いです。ここを狙って、しん治歯科医院は平日の夕方5時の時報CMを、ここ何年も出しています。

実は、ラジオは訪問歯科の営業戦略にも有効です。なぜならヘルパーやケアマネジャーなど介護業界の人は、夕方5時ごろに車で移動していることが多いからです。

5時の時報CMで訪問歯科をやっていることを告知したおかげで、介護業界の方々もかなり覚えてくださっていて、私たちが営業に行ったときに、「ラジオでCM聴きましたよ」とお声をいただくこともよくあります。

都会であればラジオCMはとても高いですが、地方のFM局はそれほど高くありません。公共の電波に自分の医院のCMを流せる費用がこの程度なのか、と驚くと思います。ぜひ、皆さんもラジオ局に見積もりを依頼してみてください。

また2016年に移転開業したときは、オープニングイベントとして内覧会を行い、この告知で大々的にチラシを配りました。この際、ただ内覧会のチラシを配るのではなく、同時にマーケティング調査も兼ねました。なるべく医院から離れた場所でチラシを配ります。しん治歯科医院の認知度がどのエリアまであるのかを調査するためです。

チラシを配ってもらいながら、しん治歯科医院を「知っています」「行ったことがあります」「名前は知っているけれど、行ったことはありません」など、いろいろな質問を投げかけて、回答してもらったところ、同心円上のある境目から、圧倒的に認知度が下がっていくことがわかりました。また知っているけれど来ない理由は、かなり遠いと思われているから、ということもわかりました。

しん治歯科医院は高松市にありますが、もともとは高松市の東に隣接していた木田郡牟礼町という郡部の町で、平成の大合併で高松市になりました。

ですから高松市の中心街エリアからだと、車で2時間ぐらいかかるのでは？　と誤解がありました。実際は20分〜30分で移動できます。

そこで認知度が下がる境目に、「ここから15分で行けます」という看板をたくさん立てました。これが大成功、看板設置後は遠くから来てくださる患者さんが、明らかに増えました。

訪問歯科も同じ話です。訪問歯科で伺えるのは医院設置場所から半径16km圏内というルールがあります。ところが、香川県は日本一小さい県なので、半径16kmというのは、わりと広く、地図で示すとこんなところまで来られるの、という感覚になります。

16km離れた距離に住んでいる患者さんのところに行くと「遠いところから来てくれてありがとうございます」と言われます。でも実際はそんなに遠くなく、移動時間も20〜30分です。どうやら実際の距離よりも遠く感じるという、地元民の勘違い、誤認識が発生しているな、と。これでは訪問歯科の患者さんが増えない可能性が高いぞ、と感じました。そこで認識を更新してもらうために、16㎞の同心円上に「ここまで訪問診療に来られます」という看板を立てています。これも大成功でした。

なお看板も地方は安いです。条例が定める最大サイズの看板を立てたとしても賃料は月数万円です。これで認知度向上が得られ続けるとすれば、比較的お安い投資だと考えます。

また訪問歯科は、医院で用意した往診車で移動します。その車もかなり派手にラッピングしました。これも広告効果を狙ってのことです。

人は動いているものに目がいきますので、広告効果が高いのでは？　と考えたわけです。これも大成功でした。1、2台走らせているだけで「最近、よく見るよね。何十台走らせているの？」と言われるようになりました。

ちなみに当院の往診車は軽自動車です。車一台に発生するラッピング費用は10万円弱です。車が200万円とした場合、残価設定ローンで購入すると1月あたりの支払は3〜4万円となり、実は野立ての看板の維持コストとさほど変わりません。「乗って移動できる看板」と割り切れば、実は野立ての看板を増やすよりも往診車にコストをかけた方が良い結果になると私は考えています。

⑪経営監査（ＰＤＣＡ）

しん治歯科医院では「計画」に対して、売上はもちろん、一日の来院数やチェアの稼働率など、いわゆる「実績」を毎月まとめて振り返っています。

目標が達成できなかった場合、何が原因で翌月はどういう施策を打つかを考えて、すぐに行動に移すようにしています。

たとえば、とある診療メニューの計画値が、4月は36人とします。実際の数値が34人だったら、2人足りなかった、となります。足りなかったね、残念だったね、来月は頑張ろう、という計画のレビューではなく、なぜ2人足りなかったのかを徹底的に検討します。患者数がそもそも足りてなかったのか、この診療を担当するスタッフの技量、生産性に問題があったのか……など。仮に後者の生産性が低いと仮説を持った場合、スタッフの技量を向上させるための研修に参加させる、使っている道具や設備を見直すなど、すぐに対策します。そしてまた次月、実績値を元に効果を検証します。これが経営の監査という概念であり、ＰＤＣＡ（Plan-Do-Check-Action）なのです。経営とは永遠に目標と実績を見直し続けていくことではないでしょうか。

経営監査やPDCAと聞くと、面倒くさそう……、難しそう……と思われるでしょう。ポイントは毎月データをチェックすること。そして、売上ではなく、人数で見ることから始めましょう。

たとえば4月の売上目標が、90万円に対して37万円なら、40％しか達成されていないことになります。だからスタッフに「60％上げてくれ」と言っても、スタッフは現場で何をしていいのかわかりません。伝え方を変えて、「36人の目標に対して、34人しか来ていない。あと二人増やすにはどうしたらいいか」と聞けば、スタッフはこうすれば増やせるというアイデアを出してくれます。そして、やってみようと実行する許可さえ与えれば良いのです。

歯科医院経営の場合、特に保険診療については人数は売上の数字と連動しているので、結果的に売上を改善することにもつながっています。

実は多くの歯科医院が、こういった数字を税理士と共有しているため、経営相談を税理士にしています。中には経営監査が得意な税理士や会計士もいるでしょう。ただ、間違えてはいけないのが税理士は税務のプロであって、経営のプロではありません。そのため、歯科医院の経営の舵取りを税理士に聞いてみる、税理士が良いと言わないとやってはならない、という感覚は大いに違和感を持ちます。経営のプロは誰か？　というと、歯科医院の場合は院長先生、貴方です、ということです。

しかし、私の感覚になりますが、院長先生自身で経営監査ができている歯科医院は少ないです。税理士に依存しすぎていて普段から細かい数字をチェックしておらず、年度末に税理士が提出する決算書をみて今年は利益が出た！　という感想で終わるケースが多いですね。本当はもう少し前に動けば節税や効果的な投資ができたかもしれませんが、気づかないまま一年が終わる。しん治歯科医院もかつてはこのパターンでした。

もし本当に私たちのことをわかってくれているなら、その成長を横で見てくれているわけですから、10人規模の時点では不要だったアドバイスも、50人規模になったので積極的に行っていく、という判断はあってしかるべきです。組織の成長にあわせたアドバイスをしていない時点で、私たちのことなんて、1ミリも考えていないということです。そんなところとは、お付き合いしないほうがいい。勇気を持って、さっさと切りかえていきましょう。

特に税理士や社会保険労務士、システム会社などは、地元の会社でなくても可能です。

インターネットとZOOMがあれば、たいていどこでもできますから、地元でないといけないという思い込みの枠も外したほうがよいでしょうね。

繰り返しになりますが歯科医院経営の現場がわかっているのは、その歯科医院にいる人間です。ですから経営のことは、自分たちで考えていかなければいけないことなのです。

成長途中に出てくる問題点と解決法

以上のような経営改革を始めて、しん治歯科医院は2億円から3億円、3億円から4億円と、そして2022年度は7億が見えてきました。着実に売上を伸ばしてきましたが、途中思ったよりも利益が残っていない、という問題点に気づきました。医院の規模を大きくしていくと、受付、事務、歯科助手といった売上に直結しない仕事をするスタッフが増えるため、人件費比率がどんどん上がってきて利益が残りにくい状態になっていました。

これを解決するには売上を伸ばしつつも、利益率を高めていくという方法しか有りません。先にお伝えしたように、単位を「円」でなく「人数」でチェックしていくという、現場スタッフにわかりやすいレベルに落とし込んで、細かく目標を設定すると結果が良くなってきました。取り組みから約2年で高利益体質な組織として生まれ変わることができました。

もう一つの問題点は、人の意識の問題です。組織が急成長すると、残念ながらついて来られない人が出てきます。

しかし率直に言って、辞める人に忖度する必要はまったくありません。ついて来られないから言って、その人に組織の成長レベルをあわせるというのは経営者として誤った考え方です。組織として全体最適を意識していきましょう。そして、つくづく思うのは、ネガティブなことを言う人は、まわりにも悪影響を与えると言うことです。これに怯えてか、組織のことをしっかり考えて頑張ってくれている人がいるのに、そちらには向き合わず、なぜかネガティブなことを言う人に向き合いがちです。辞めさせないように、意識改革をしてもらおうと、相当量のエネルギーを注いでいることがほとんどです。

これは言うことを聞かない人、ついてこない人をただ切るということではなく、組織の中で意識の違いが生まれることは仕方ないと言うことなのです。アメリカの臨床心理学者であるカール・ロジャースの「2：7：1の法則」と呼ばれる人間関係の法則もありますが、10人いれば、2人は自分に賛同する人、7人はどちらでもない人、1人はどんなことがあっても賛同しない人がいるものです。一人でも二人でも自分に賛同して残ってくれる人がいるなら、そちらに全力投球するべきではないでしょうか。

第五章

デンタルフィットネスという未来

「次世代ストック型歯科医院経営法」とは

しん治歯科医院の経営に本格参画し、5年くらい経った2019年ごろ。それまではしん治歯科医院を成長させることだけに集中してきましたが、売上も医院規模も数倍に成長してきたので、ようやく次の展開に身を投じてみようと考え始めました。

「次世代ストック型歯科医院経営法」は、私がしん治歯科医院を「会社組織化」するために、試行錯誤しながらまとめた経営手法です。簡単に言うと、歯科医院にストックビジネスを取り入れるための経営ノウハウです。

これを他の歯科医院に提供するコンサルティングをやっていこうと考えをまとめ始めました。これまでも、父が少数案件でコンサルティングを行っていましたが、これからは私が「歯科医院専門コンサルタント」として本格的に活動していこうと決めたのです。

ストックビジネスとは、Ｎｅｔｆｌｉｘや携帯電話サービスのように固定的な顧客をつかまえて、経営の安定性と事業成長性を高めましょう、という考え方です。

ビジネス用語に「ライフ タイム バリュー」（ＬＴＶ＝顧客生涯価値）という言葉がありますが、顧客と長期的なお付き合いができれば、その顧客はずっとあなたのビジネスに利益をもたらす存在になります。

現在の治療を中心とした歯科医院経営は、やがて顧客不在になる可能性が高いです。しかし予防歯科を経営の軸におくと、普段は歯科医院に通っていない健康な人もターゲットになるので、マーケットが広くストックビジネス化も可能、かつＬＴＶも高い。これからは明らかに、予防歯科中心の歯科医院経営に目を向けるべきなのです。

「次世代ストック型歯科医院経営法」のコンテンツは、第4章でもご紹介した「予防歯科」「訪問歯科」「組織化」「広告手法」「採用」「労務管理」「業務効率化」「評価制度」「退職金制度」「経営監査（ＰＤＣＡ）」など多岐にわたります。

これらの内容は、実際にしん治歯科医院で行って、うまくいったものだけを抽出しているので、成果も出やすいし、なによりも再現性が高いです。

現在、導入先が全国に広がっている「デンタルフィットネス」も、この手法で生まれています。導入先から高い評価を得られている理由も、このあたりにあります。

私は歯科医師ではありません。歯科業界から見ると、異業種から参入してきた人間です。ですので、歯科業界で当たり前と言われていることも、私にとっては素直に納得できないことが多いです。率直に申し上げて、課題や問題があふれかえっているな、と感じています。

歯科医師のなり手が少ない、採用してもすぐに辞めてしまう、頑張っているのに利益が残らない、患者さんがむし歯治療以外で通ってくれない、そもそもなぜか「歯医者」って嫌われている……。

こんな声を聞けば聞くほど「そりゃそうだろう」と思います。

原因は、歯科医院が「会社組織化」していない、この一言につきます。

さっきから「会社、会社」とうるさいよ、多くの歯科医院はスタッフ数名の規模でやっているのだから、そんなことまで気が回らないよ、と思っていませんか？（実際、よく言われます）。けれども、考えてみてください。人を一人でも雇えば、そこは立派な会社です。

他人の人生を預かるわけですから、経営者としてやるべきこと、果たすべき責任は規模の大小ではなく、責任の有無で考えると、スタッフが1名でも100名でも同じではないでしょうか。

しかし多くの院長先生は、経営を今まで学んでこられていない。ぶっつけ本番で今の歯科医院を経営されているわけです。そういった現状に対し、今の私が何かできないかなと考えたら、私の生い立ちや、これまでのトラブルを含めた様々な経験をお伝えすると救える医院や人がたくさんいるのではないか、コンサルティングに相当使えるのではないか、そう思ったのです。

ちょっと聞いてくれよ……父の話が原体験

少し過去の話をさせてください。父がしん治歯科医院を開業したのは1990年、私が小学校2年生のとき。そこから今日に至るまでの30数年間を、子どもながらにそばで見てきました。今思い出しても面白いと思いますが、父は私が小学生のころから、私にしょっちゅう仕事の話をしていたのです。

普通の大人は、仕事の話は仕事仲間や同世代の友人に話しますよね。ちょっと聞いてよ、こんなことがあったんだけどさ、って言いたくなります。今の私もそうです。

ところが父は、そういう相手がいなかったのか、夜な夜な私の部屋に来て、ちょっと聞いてくれよと言ってきていたのです。でも私は専門的なことはよくわからない。なにせ小学生ですから。そこで父は毎回、解説を入れてくれました。

たとえば「今日、矯正治療のスゴイ先生と会って、うちの医院に来てもらえることになったんだ！」と父が言うときは、必ず前後に「まずね、矯正治療ってのは、こういう治療で……」「なぜうちの医院で矯正治療ができていないかというと……」「矯正治療がうちの医院でできるようになると……」といった具合です。

当時の私はただ聞くことしかできませんでしたが、今思えば、一人の歯科医師が開業をして、様々な問題や苦労を乗り越えて、医院が大きくなっていく様を間近で観察できていたわけです。今の私が肌感覚で歯科医院専門コンサルタントができているのも、コンサル会社を立ち上げて経営してみようと思ったのも、この原体験があったからだと確信して言えます。父は意識してやっていなかったと思いますが、結果として感謝しかありません。

もし、この本を読んでいる方で、小学生くらいのお子さんがいらっしゃるのであれば、ご自身のビジネスの話をぜひしてあげてください。ただ話すと自慢話になって鬱陶しがられるので、「何がスゴイか、面白いか」「このキッカケでどんな未来を想像しているのか」に焦点を合わせて伝えてください。

ちなみに、この考え方は「Ａｓ－Ｉｓ（現状の姿）」「Ｔｏ－Ｂｅ（理想の姿）」というコンサルタントがよく使うビジネスプロセスのフレームワークです。

それから時を経て、私は社会人になりました。社会に出てからも、いろいろなことがありました。

先述した通り、私にはサラリーマンから転職、起業、会社売却、会社買収、整理解雇……、失敗を含めて様々な経験があります。

サラリーマン時代の仕事でも、仕事の「発注側」と「受注側」のそれぞれの仕事をしました。さらに「ＢｔｏＢ（対企業向けの仕事）」と「ＢｔｏＣ（対個人向けの仕事）」を経験したこともあります。

会社の経営においても「起業」「会社売却」「会社買収」「会社統合」を経験しています。個人の経験としても「就職活動」「転職」を経験していますし、失敗の経験では、勤めていた会社の「整理解雇」、信頼していた仲間からの「裏切り」、出資詐欺による「大量の借金」など多岐にわたります。あとここには書けないレベルの恐ろしい経験もしました（いわゆる国が絡む事件です）。あの時は本当に人生が終了したと思いました……。

このような経験を持っているコンサルタントは、日本でも私しかいないのではないかと思うのです。

おかげで今では、クライアントの歯科医院にお邪魔すると、どこのフェーズにいるのかひと目でわかりますし、経営者としての院長先生のお悩み、スタッフの従業員ならではの苦悩にも寄り添えます。また「このまま行くと、きっとこのトラブルに巻き込まれるのでは？」というリスクも予測できます。

過去の経験ばかりが資産ではありません。前述のとおり、自身で歯科医院を経営して規模を数倍に成長させた実績もあります（ちなみに成長は2023年現在も続いています）。

特にデンタルフィットネスは30年以上、右肩上がり、毎年増収増益で、スタッフの数も増えている優良コンテンツです。私は他の歯科医院にコンサルをするからには、しん治歯科医院が成長し続けなければならないと考えています。それこそが、外部にお伝えしている経営メソッドのエビデンスになるからです。

つまり「次世代ストック型歯科医院経営法」とは、私の様々な経験をもとに構成された経営手法であり、同時に歯科業界に風穴をあけられるコンテンツであろうと確信しています。

トップクラスの方々との出会いで視座がアップしたけれど

歯科医院専門コンサルタントとして動き始めると、運のいいことに、歯科業界の著名人や私と同じように歯科医師ではないのに歯科医院を経営している事務長など、トッププレベルの方々と出会えて、お付き合いさせていただくようになりました。

彼らが目指す歯科業界の理想像にふれて、私の視座はぐんと高まりました。


正直、しん治歯科医院に戻ったばかりのときは、歯科業界にしっかりと両足をつけて長く働くつもりはありませんでした。ある程度働いたら別の仕事をやろうと思っていたのです。

しかし、こうしたトップレベルの方々の高い視座にふれることで、そういう世界観で働いている人もいるんだと素直に感動し、この視点から見た歯科業界は、けっこう面白いと思ったのです。

それに、私が得意としていたＩＴ業界や広告業界で、このレベルまで上りつめようとすると、いったい何年かかるかわからない。でも歯科業界で、本気で価値のある仕事をし続ければ、５年、10年で私もその世界に行けるのではないかと直感的に思いました。


歯科業界の理想の世界とは、こんな感じです。個々の歯科医院が会社組織になって、そこで働く人へのリスペクトがある。そして、その歯科医院が提案する予防的なサービスが国民にいきわたり、国民全員の口腔内への意識が高まり、健康状態も良くなっていく。そうなると当然ながら、国民は長生きし、長く働いて納税するから、国の税収も増える……。歯科医院は、患者さんのお口の健康づくりを通じて日本そのものの健康状態も良くしていくことができるのです。

そう思いましたが、コンサル先に目を向けてみると、その視座に差が天と地ほどもある。序章でもお伝えした視座の格差が明らかでした。

なぜだろうと思ってよく考えると、やはり院長先生もスタッフも、何か問題を抱えているのです。そして今の視座ではそれが問題として気づけていないのです。歯科業界の闇と歪みに改めて気づき、歯科医院専門コンサルタントとして歯科業界を変えたいという思いがより強まりました。

当初、私は父の時代からやってきたように、1年に1～2医院のペースでコンサルティングをやっていました。しかし、このペースだと歯科業界全体を改革していくには時間的に無理があります。なにせ歯科医院は全国に7万軒近くありますから。

スピード感が必要と思ったところで、たまたまコロナ禍で歯科業界の人たちがZOOMが使えるようになりました。これにより、コンサルを一気に複数医院同時に引き受けることが可能になったのです。その後も紆余曲折《うよきょくせつ》あり、ある程度、業界に認知されるようになりましたが、その中で感じたのは「しん治歯科医院の事務長」という肩書だけでは弱いということ。やはり、自分が再び表に立って仕事をしていかなければいけない。

しん治歯科医院の名前は使うけれど、コンサルティングは私の責任で行う。しん治歯科医院のサブビジネスではない。この覚悟を伝えるためにも「歯科医院専門コンサルタント」と名乗って活動するようになったのです。小さいながらもコンサルティング会社も立ち上げました。

例の風水師に「表に立って仕事はしてはならない」と言われて約10年。ずっと〝潜って〟仕事をしていましたが、遂に解禁の時がやってきました。復活の狼煙《のろし》です。

今、予防歯科が流行っている理由

しん治歯科医院のストック型経営の大黒柱ともいえる「デンタルフィットネス」。これは保険診療による予防歯科分野のビジネスメソッドです。しん治歯科医院で開業当初から取り組んでいる仕組みで、そのベースとなる考え方は、父が30年前に構築しました。

予防歯科とは、その言葉のとおり、むし歯や歯周病を予防し口の健康を守ること。歯科医師や歯科衛生士の指導のもとにセルフケアをしながら、定期的に歯科医院のプロフェッショナルケアを受けるものです。

もともと欧米や北欧で生まれた概念で、国内でも、しん治歯科医院より先に始めていた歯科医院もたくさんあるでしょう。ただ30年間ずっと同じ手法でやり続けてきて、患者数や売上規模が毎年拡大しているという点においては、私たちの強みになるのかもしれません。

一般の人から見ると、歯科医院はどこも同じように見えると思いますが、実は医院ごとにいろいろな特徴があります。また歯科業界の中にも流行りがあります。飲食業界に和食や洋食、フレンチ、イタリアンがあって、そのときどきに流行があるのと同じように、歯科業界にも流行があり、今まさに予防歯科が流行しているのです。

なぜ予防歯科が今、再び着目されているのか。その背景には、昔に比べてむし歯の保有者が圧倒的に減っていることがあります。「歯科医院に行く」というと、イコール「むし歯の治療をする」というイメージがあるでしょうが、オーラルケアグッズの進化や親世代の口腔ケアに対する意識変化などにより、最近はむし歯のある人が少なくなっています。

加えて少子高齢化を受けて子どもの数も減ってきているので、いくら腕のいい歯科医師でも、今後ずっと同じ人数の患者さんが来続けることはありえないと気づき始めています。そして治療に特化した歯科医院経営を見直し、予防歯科を本格的に始める歯科医院が増えているわけです。

しかし予防歯科はむし歯の治療はせず、歯科衛生士が中心になって口腔ケアを行うので、歯科医師は腕のふるいどころがありません。歯科医師は、自分の技術を高めたい、自分の腕一本で勝負したいといった技術者としてのプライドがありますから、予防歯科をやりたがらない傾向も見えます。

経営的にとらえると予防歯科は、患者さんの満足度を高めながら安定的に収益を得られる点に価値がありますが、いち技術者として（歯科医師として）はつまらないと感じる可能性は高いです。インプラントや矯正に興味をもつ歯科医師が多いことは頷けます。

デンタルフィットネスは患者さんの習慣化を促す自律型

では、しん治歯科医院の予防歯科の仕組みである「デンタルフィットネス」は、どういうものか。通常の予防歯科とどう違うのかご説明します。

一般的な予防歯科は、患者さんをどうにか来院させようとする「管理型」ですが、デンタルフィットネスは、患者さん自らが口の中の健康を保てるように習慣化する「自律型」といえます。

治療の延長上で患者さんを指導管理していく予防歯科と、どうすれば患者さんがセルフケアを習慣化できるか、患者さんに寄り添っていくデンタルフィットネスでは、まず考え方が大きく違うのです。

デンタルフィットネスが最も大切にしているのは「患者さんのセルフケアの習慣化」。患者さんはセルフケアが習慣になれば、自分の口の中の健康状態をチェックしてもらうために、行きつけの歯科医院に定期的に通い続けます。

デンタルフィットネスでは、歯科衛生士は患者さんのモチベーションをあげることを最優先事項とし、患者さんがどうすればセルフケアが習慣化できるか、この一点について取り組みをします。

「無理に指導しようとしない」「患者さんを管理しない」「無理矢理来させようとしない」という選択をとり、歯科医院スタッフはサポートに徹しています。一見すると患者さんを取り逃してしまいそうな手法です。

本当にそれで定期的に患者さんが来るようになるの？　と思うでしょう。

しかし、しん治歯科医院の患者さんのリピート率は、30年にわたって95％を下回ったことがありません。20年、30年と通い続けてくださっている患者さんも大勢います。なぜこんなに来てくれるのか？　その理由は患者さん側にあります。

セルフケアが習慣化し、毎日の口のケアを欠かさない。だからプロの目でチェックしてもらいたい……と感じる方もいれば、なんとなく行くのが癖になっている……という方もいるでしょう。

もしかしたら、しん治歯科医院に行って、スタッフさんと話をするのが楽しみ……と思ってくださっている方もいるかもしれません。

ここで重要なことは、患者さんの来院動機を私たち歯科医院側が勝手に決めつけないということです。100人患者さんがいれば、100通りの来院動機がある、と思うくらいがちょうどよいです。

だから私たちは、患者さんの習慣化を目的にサポーターに徹します。過度な管理や無理矢理来させようとすると、逆に逃げられてしまいます。

これこそが私の提案する「ストック型ビジネス」の実体です。

現在のしん治歯科医院の月間来院数は約3000人で、予防だけで年間延べ約1万4000人の方が来院されています。この規模をお伝えすると、新患も相当来ているのだろうと思われがちですが、実際は月に約70人弱。その他は、すべてリピーターで、多くがデンタルフィットネスのために通う患者さんたちです。

治療だけで終わる仕組みだと、痛みなどの問題が解決すれば来院してくれませんが、予防歯科には終わりはありません。永続的に通うので、患者さんは増える一方なのです。

新規の患者さんの数を増やすのではなく、今来ている患者さんを大切にして、リピート率を高めること。これがデンタルフィットネスを成功させるポイントであり、「次世代ストック型歯科医院経営法」の肝となる考え方になります。

デンタルフィットネス導入コンサルのスゴイ効果

このデンタルフィットネスを、他の歯科医院に導入支援するのが「デンタルフィットネス導入コンサルティング」です。これも約20年前から、父が行っていました。

デンタルフィットネスを導入するメリットは、次の3つです。

一つ目は、シンプルに「あなたの歯科医院でとれる最大の利幅があるなら、それをとりにいけますよ」ということ。私は、ほとんどの歯科医院が、相当量のポテンシャルを持っていると感じています。これ以上、売上を伸ばすのは無理だと思っていても、デンタルフィットネスを導入すれば、まだまだ売上を伸ばすことができる。院長先生や経営者は、収益が安定して伸び続ける経営基盤が手に入ります。この可能性に気づけていない院長先生が多すぎます。

デンタルフィットネスの導入によって歯科医院の経営が安定すると、利益も出るのでスタッフの給料は積極的にあげることができます。また人件費にゆとりができるので、必要十分な人材を確保しやすくなり、既存スタッフは休みやすくなるので、働きやすい環境が手に入ります。

結果、スタッフは辞めにくくなりますし、新しく人を迎え入れるときも雇いやすくなります。これが二つ目のメリットです。

三つ目は、言うまでもなく患者さんの口腔の健康に寄与できることです。患者さんは、セルフケアの習慣化が手に入り、ずっと口の健康状態を保つことができます。デンタルフィットネスを利用する人が増えれば、国民の健康レベルが上がるでしょう。

つまりデンタルフィットネスは、歯科医院の院長や経営者、スタッフ、患者さん、三者にとってよいもの、まさにウィンウィンウィンが成立する世界なのです。

デンタルフィットネスは建物の土台

「売上を伸ばしたい」「スタッフの給料を上げたい」「退職金制度を取り入れたい」……様々な相談がありますが、私がいつもお答えするのは、「まずデンタルフィットネスを導入しましょう」ということです。

これは私が「デンタルフィットネス導入コンサルティング」の契約件数を増やしたいから言っているのではなく、歯科医院の経営をどこから改革していくべきかを考えたときに、もっとも簡単で効果が出て、かつ優先順位が高いのがデンタルフィットネスによるストックビジネスの構築だからです。

たとえば退職金を用意するために、その原資を積み立てていこうとすると、かなりの金額が必要になります。もし医院の預金残高が少ない場合、何とかして退職金の原資を積み立てていく必要がありますが、今までと同じ手法で残高を増やすには相当困難であるといえるでしょう。

そこでデンタルフィットネスを導入すれば、利益率が上がり、経営がずっと右肩上がりになりますから、原資の確保も容易になります。将来予測も簡単になるため「いつごろまでに◎◎万円の退職金の原資が手に入る」という見積もりもできます。

この効果は退職金対策だけでなく、新患獲得のための広告費の捻出、従業員の給与や賞与といった福利厚生、設備投資費用など、多方面に発揮します。

つまり医院の経営改革をするなら、まず高利益体質になること。そのためにはストック化による経営の安定基盤を手にすることから着手するほうが、結果としてその後の経営改革のスピードも上げられるし、選択肢も増やせます。

デンタルフィットネスは、いわば建築物の基礎のようなものです。土台がしっかりしていないと、その上に建つ建物は不安定になりますからね。

デンタルフィットネス導入医院は全国で拡大中！

私が初めてデンタルフィットネス導入コンサルティングに関わったのは、大学生のとき。父親が主催するセミナーを手伝ったことで、その概念はおおまかに理解していました。それを私が受け継いでテコ入れしていこうと考えたのが、２０１９年のことでした。

現在のデンタルフィットネス導入コンサルティングは、一年かけてセミナーとＯＪＴ型のコンサルティングを行うパッケージになっています。単にノウハウを伝えるだけでなく、一医院ごとにきめ細やかなコンサルティングを行い、コンサル期間中は、必ず私がその歯科医院を直接訪問して現場も見させてもらいます。

２０１９年以降、導入医院が徐々に増え始めました。一気に伸びたのは２０２１年４月から。現在は3カ月に一度、コンサル契約の募集をかけていますが、２０２２年11月スタートの第7期では定員の20医院を超える22医院からお申込がありました。

２０２３年現在で、約１００医院がこのコンサルティングを受けて導入しています。北は北海道、南は九州・沖縄まで、全国に広がっています。

私は全国の皆さんにこのデンタルフィットネスの世界観を知ってもらいたいですし、共感もしてもらいたいと思っています。


ここ最近になって、デンタルフィットネス導入コンサルティングの引き合いが増えた要因は、大きく3つ考えられます。


一つは、大型歯科医院と小型歯科医院の二極化が進んでいること。通常、歯科医院というと個人開業しているところが多く、そのほとんどが小型歯科医院です。

一方で、最近はチェア台数が10台以上の大型歯科医院も目立つようになってきました。また分院展開を戦略的に行っている大規模医療法人も増えてきた印象です。

そういった大型化をすすめる歯科医院は組織も大きいので、ストックビジネスがないと経営的には不安でしょう。そこで過去の導入実績も多く、再現性の高いデンタルフィットネスが選ばれるのです。

また小型歯科医院であっても、経営の安定性はとても大切です。また永続的に収益が伸び続ける仕組みでもあるので、野心のある院長先生は大型歯科医院を目指して、導入を検討されます。

二つ目はコロナ禍によって、全国の歯科医院のＩＴスキルが、格段に上がったことです。実は歯科業界はＩＴに疎い業界。ＳＮＳって何？　やりとりもメールではなくファックスでお願いします、という業界だったのが、コロナ禍で突然ＺＯＯＭを使えるようになりました。

コロナ禍以前は、セミナーもコンサルティングもすべて対面で行っていましたが、オンラインでコンサルができるようになり効率が上がりました。以前は一年で1、2医院しかお受けできませんでしたが、現在は同時に20医院程度であれば受託できるようになり、短期間で一気に導入先を増やすことができています。

最後の一つは、ブランディングの成功です。歯科業界の中でも、デンタルフィットネスの詳細はわからなくても、その名前は聞いたことがある、くらいの認知度になっているようです。私たちとまだ直接お話をしていない先生でも、デンタルフィットネスという名前を知ってくださる方が増えています。

また昨年出版した『デンタルフィットネスの教科書』を手に取ってもらい共感して導入を決めてくださった歯科医院もあります。


よくブランディングとマーケティングの違いがわからないという声があるので、補足しますが、前者は「好きになってもらう手法」、後者は「売るための手法」です。

私はデンタルフィットネスを周知するにあたり、マーケティングではなくブランディングから着手しました。どうすれば、もっとデンタルフィットネスやしん治歯科医院に興味を持ってもらえるか、好きになってもらえるか。このことをひたすら考え、いろいろと試してきました。

この本も実はブランディング目的で出しているんですよ。

同時にマーケティングも、しっかり行っています。3カ月に一度、無料セミナーを開催して内容をお伝えし、その場で契約を取りに行きます。デンタルフィットネス導入コンサルティングを契約したくても、入り口がその瞬間しかないので、興味があれば、少し不安でも「今しかない！」と勇気を振り絞って契約していただく、こんな流れにしています。

歯科業界改革のためにフルスロットルで広告展開

広告展開も積極的に行っています。前章でもお話ししたように、もともと私は証券会社で広告を出したり、広告代理店で広告案件を受託していたので、経験的に広告は得意分野です。

無料セミナーも自分で集客を展開し、一回に１０００人以上の参加者を集めています。50人集まればすごいといわれる時代に１０００人というのは、まさに奇跡的な数。それも一回だけでなく何回やっても同じ。そのおかげで、デンタルフィットネスの認知度は、飛躍的に上がっていきました。

認知度が上がるにつれて売上も増してきましたが、得られた利益のほとんどは次の案件獲得のために使っています。ネット広告や出版、各種媒体の記事掲載、コラボセミナー開催、マーケティング調査など、広告費は1カ月平均１０００万円。これまでに、およそ

1億円の広告費を使っています。

実はこれはキャッシュフロー的にかなりギリギリ。自転車操業です。

通常、3カ月に一度の募集のたびに3000〜4000万円使うことになりますが、これだけ広告費用をかけたところで、次の募集で何件契約していただけるか何の保証もありません。契約0件だったら圧倒的な赤字です。その時点でこの事業は続けられなくなります。

そんな危険な橋を渡らなくても、一億円ぐらい現金があればもう十分じゃない？　あるいは一年に一回のペースにすればリスクヘッジになるんじゃない？　こんな感じで周囲からコメントしてもらったこともあります。しかし、なぜ3カ月に一回のペースで、それだけの費用をかけてやっているのかというと、「圧倒的な物量」と「圧倒的な試行回数」が必要だからです。そして歯科業界を改革するにはまわりが理解できないぐらいのスピード感が必要だからです。

実際このスピード感で取り組んでいると、クライアントがどんどん増えて成功事例も短期的に増えていきます。デンタルフィットネスの信用度が上がるにつれて、業界を代表するサービス提供事業者や有識者が次々と協力してくれるようになりました。

とはいえ、ブランディングやマーケティング、広告展開がどれだけうまくいっても、提供するコンテンツが陳腐化したり時代に合っていないなどお粗末では意味がありません。ですからコンテンツは日々アップデートしています。どうすればもっと伝わるものになるのか、より早く効果が出るようにするにはどうすればいいのか、いまだに院長やスタッフと毎日のように議論しながらセミナー資料やコンサルコンテンツを少しずつ作り変えています。

デンタルフィットネスのこと、クライアント先のこと、そしてしん治歯科医院のことを話さなかった日は、ここ数年で一日もありません。いわゆるPDCAを怠っていないのです。

当たり前だけど、そうだよね

いざコンサルティングを始めると、皆さんまず私の話に共感してくださいます。

予防歯科の考え方や採用の仕組みづくりなど、たいてい「確かにそうですね」と言われます。「そんな考え方、知りませんでした」と言われることは、ほぼありません。要は当たり前のことをお伝えしているだけですから。

この本を読んでいても「どこにでも載っているような普通の話をしているだけじゃないか」と思っている方も多いのではないでしょうか？　「赤信号、渡ったらダメですよ」と言うと「そうですね。ダメですよね。知っています」とお答えになるでしょう。では、なぜ赤信号を渡ったらダメなのか？　それを明確に説明できる方は、どれくらいいるでしょうか？　道路交通法で定められているからという以上の説明が求められるとすれば、何とお伝えしますか？

私の行うコンサルでは「仕組み」を伝えるのと同時に、そこに行き着くまでの「考え方」もお伝えしています。

たとえば、歯科衛生士の雇用は「予防に使うチェア台数＋1名」と伝えています。予防用のチェアが2台なら3人の歯科衛生士が必要、ということです。この話をすると、なんで？　と言われます。チェア2台なら歯科衛生士は2名で十分でしょ？　と。

先般、働き方改革が法案で成立して以来、２０１９年4月1日から、年5日の年次有給休暇を社員に取得させることが義務になりました。

仮に営業日が1年間に２４０日、歯科衛生士が一人という歯科医院があったとします。ところが歯科衛生士は、２４０日働くことができません。単純計算ですが、２４０日（営業日）－５日（年次有給休暇）の２３５日しか出勤できないからです。

ですので、患者さんを２４０日、すべての日程で受けつけるなら、歯科衛生士は理論上二人必要という計算になります。もし、二人なんて無理、というなら予防の予約は最大で２３５日しか受けつけられません。

歯科衛生士を二人雇って、２４０日予約をとるか、一人しか雇えないなら、２３５日で受ける。この二つしか選択肢はないはずなのに、「患者さんは２４０日来てほしいけど、歯科衛生士は一人しか雇いたくない」という歯科医院がけっこう多いのです。気持ちは分かりますが、これは無理です。それは税金を払いたくないと言って、脱税している人と同じですよね。

このように一つ一つ「仕組み」と「考え方」を整理して説明していくと、「当たり前だけどそうだよね」と納得してもらえることが多いのです。これが私の仕事の本筋かもしれません。

歯科衛生士の真のニーズをとらえていますか？

デンタルフィットネスを導入し、ある程度成果が出始めると、今度は患者さんがあふれかえりますから人手が足りなくなります。でもどうやって採用すればいいのかわからない。どのタイミングで医院の設備投資をすればいいのかわからない。そういう相談が多くなります。

最も多いのは人に関する相談です。とにかく歯科衛生士が足りないけれど、うちには来てくれない、どうしたらいいか、という悩みをよく聞きます。

なかなか歯科衛生士が集まらない歯科医院は、大抵「歯科衛生士はこういうところで働きたいんだよね」と決めつけています。ニーズは求職者側にあるのに、なぜか歯科医院が勝手にこうだろうと決めつけているのです。

肝心なのは、歯科衛生士がその歯科医院で働きたいと思えるかどうか。歯科衛生士が歯科医院に求めていることは、私が約６００人の歯科衛生士を対象にとったアンケート結果からもわかります。その結果を一部、ご紹介しましょう。

まず「今働いている歯科医院に不満がありますか」という質問で「不満がある」と答えた人は約7割。その理由に「業務内容」という回答が、少なからずあったことには驚かされます。

そもそも歯科衛生士の業務は衛生士業務です。これは国の制度上の業務のはずなのに、それが不満というのは、どういうことなのでしょうか。実は歯科医院の多くが、衛生士に本来の衛生士業務をさせていないということなのです。すでに「歪み」が見えてきます。

次に「衛生士業務を何分でしたいですか」という質問には、約8割の人が「40分以上」と回答しています。そして「実際の現場では何分で行っていますか」と質問すると、多くの歯科医院がこれを30分以下で行っています。

「働く歯科医院を選ぶときに重視することは？」という質問には、「院長先生の人柄」「医院の雰囲気」「有給のとりやすさ」といった答えが並びます。つまり研修会や勉強会などの教育プログラムがあるとか、飲み会があるとか、医院の設備がそろっているとか、そういったことはまったく重視されていないということです。

ところで「医院の雰囲気がいい」というのは、どういうことでしょうか。ウチの医院はスタッフ同士も仲が良いし和気あいあいとした雰囲気だから大丈夫、と思っていませんか？　雰囲気がいいというのは、自分のプライドや承認欲求、大事にしているものが著しく傷つかない状態のことを指すのではないでしょうか。

一言でいうと「心理的安全性」が担保されているということ。就業規則がある、福利厚生がある、有給取得率が１００％、退職金がある、これらがわかりやすいレベルの心理的安全性です。そして、先ほどの衛生士業務に不満がある、という回答も、この心理的安全性の観点で解説ができます。

私はアンケート以外でも年間約２００～３００人くらいの歯科衛生士さんと直接対面で

今働いている歯科医院で不満はありますか？

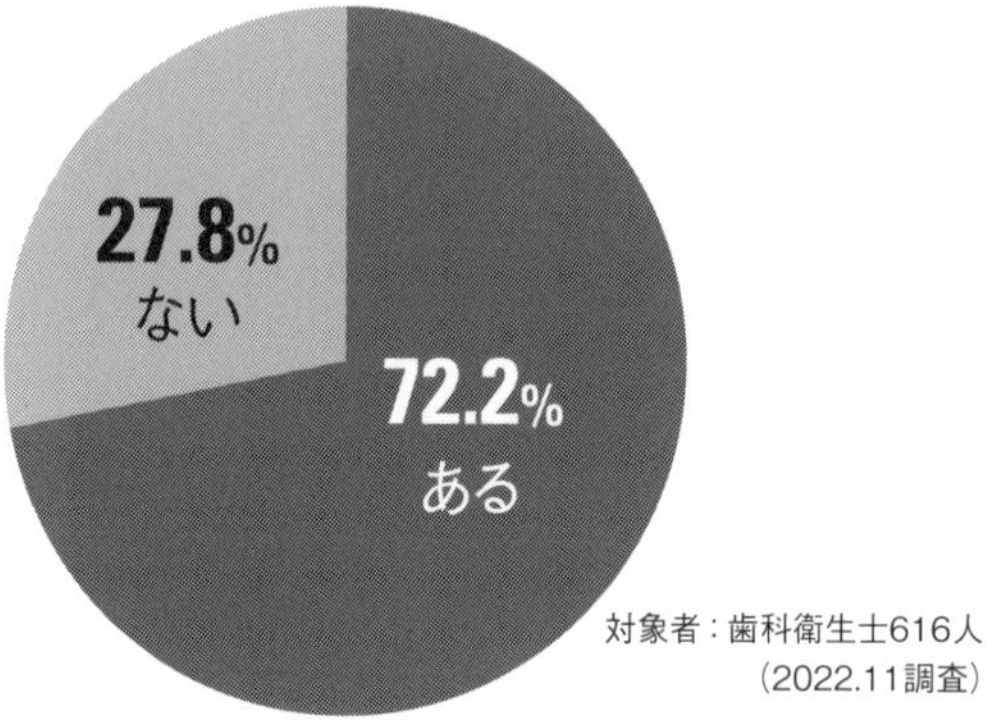

不満について該当する項目を3つまで選択してください

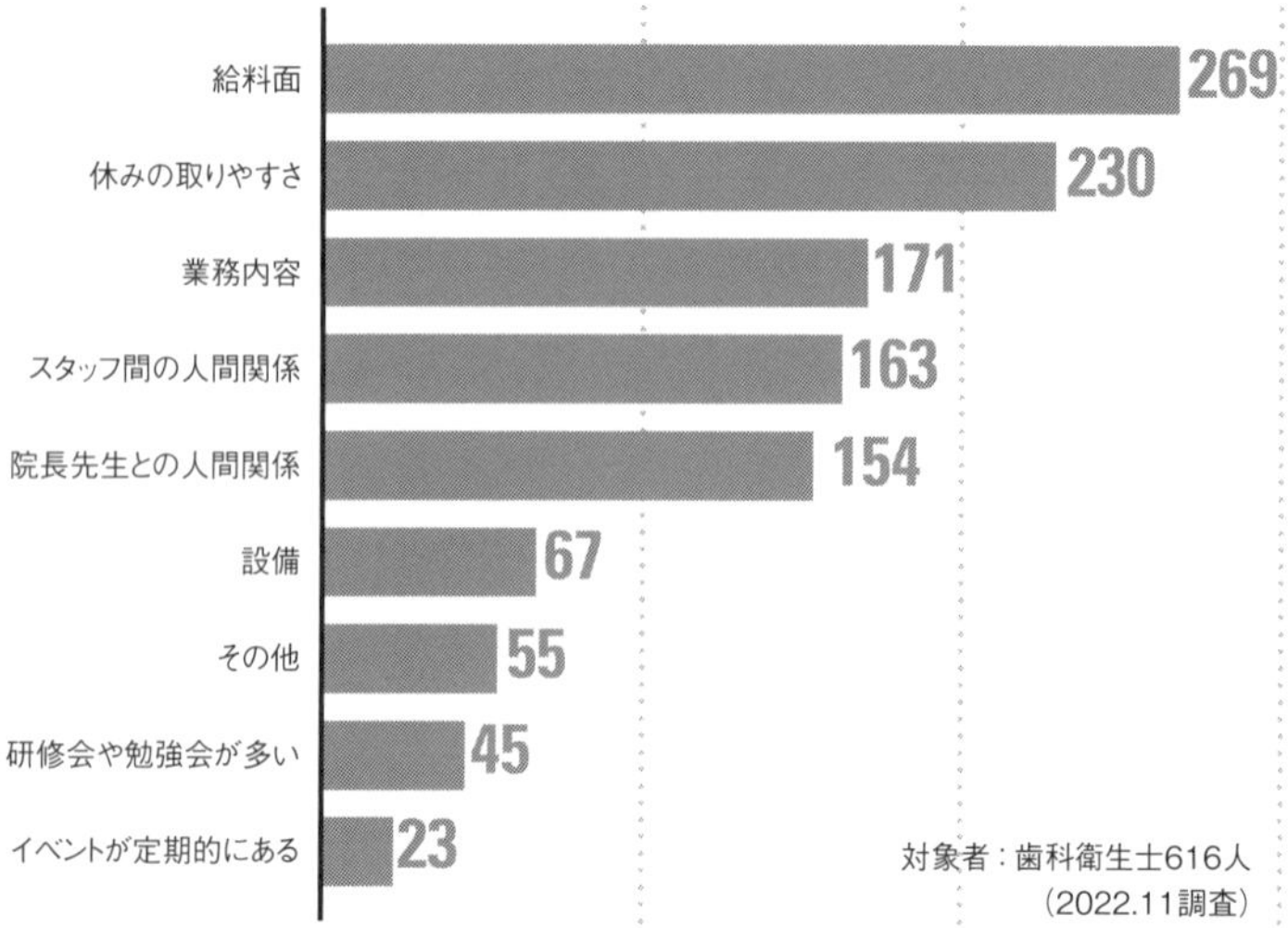

「歯科衛生士の労働環境調査」2022年 WHITE CROSS 株式会社&株式会社ハーモニー

ケア業務は何分で行いたいですか？

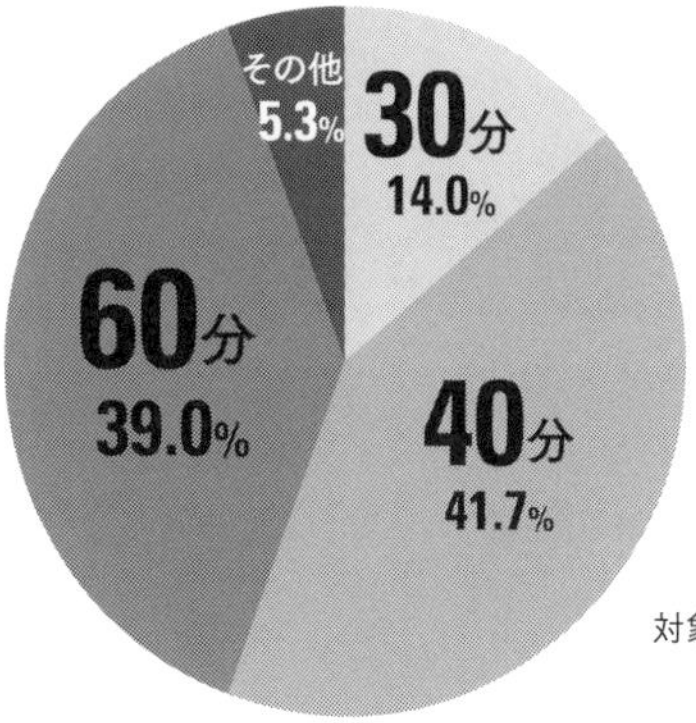

対象者：歯科衛生士616人
（2022.11調査）

歯科医院で働く上で、何を最重視しますか？該当する項目を3つ選択してください

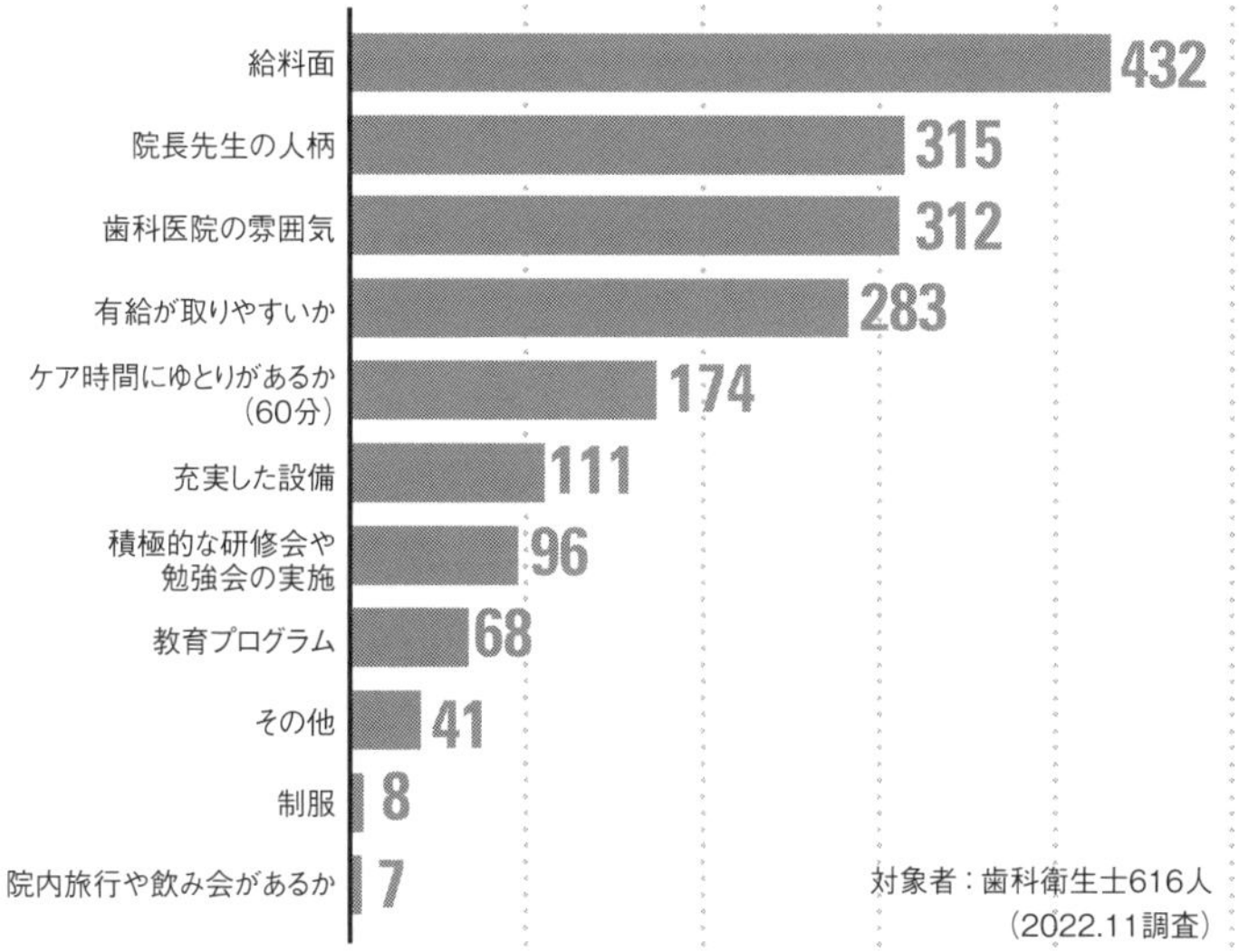

対象者：歯科衛生士616人
（2022.11調査）

「歯科衛生士の労働環境調査」2022年 WHITE CROSS 株式会社&株式会社ハーモニー

お話しすることがあります。そこで感じるのは誰ひとり「サボろう」とか「楽したい」とは思っていないということです。

みんな本気で「患者さんのためになりたい」「健康にしてあげたい」と心底願っているのです。口腔ケアのプロとして考えた場合、最低でも40分、ちゃんとやるなら60分時間がないと患者さんのためにならない、と感じているのです。

ところが自分の医院ではそれが認められない。院長が効率よく回せ、と20分や30分でやらせようとする。衛生士さんは「本当はちゃんとしたかったのに……」と毎回苦渋の選択を強いられているわけです。

ここに心理的安全性はあるでしょうか？

SNSに楽しそうな様子をアップしたり院内旅行に行く前に、向き合うべきことはたくさんあるはずです。

求人サイトに従業員が楽しそうにしている写真だけアップしても、それは見抜かれます。ですから「雰囲気のいい医院で働きたい」と聞いたときに、歯科医院側が「心理的安全性が担保されていること」まで気づけるかどうか。そこまで考察する必要があります。コンサルティングの現場では、こういうこともお伝えしています。

自分の歯科医院が心理的安全性を担保できているかどうか、もっと単純にチェックする方法があります。それは就業規則です。就業規則を作っていなかったり更新していない医院が多いことは既にお伝えしましたが、そういう院長先生に私が「就業規則がきちんとないから、人が来ないのではないですか」と指摘すると「わかるけど、就業規則をつくりたくないんですよね」という答えが返ってくることがあります。

作るのは義務ですので、作りたくない、は通用しません。確かにコストも時間もかかりますが、スタッフの心理的安全性の確保には必須要件ですので、ここは気持ちを入れ替えていただきたいところです。

アンケート結果に戻りましょう。さらに興味深いのが「担当制と非担当制のどちらを希望しますか」という質問に対して、7割が「担当制」と答えている点です。デンタルフィットネスは非担当制なので、この回答だけだと衛生士さんのニーズに合っていないのでは、と思われがちですが、実は回答者である歯科衛生士自身が気づいていない「歪み」が、ここにもあるのです。

もう一度回答を振り返ると、働く環境として重視することに「有給の取りやすさ」をあげています。しかし担当制で患者さんの都合を優先し続けるとほとんど休めません。ですから休みの取りやすさを優先するなら、非担当制のほうがよいということです。この矛盾に多くの歯科衛生士が気づけていないことにも驚きを隠しきれません。

最後に「もし衛生士業務が60分以上、業務でキャンセル率が少なく、口腔内の状態を改善できる仕組みがあったら働きたいですか」という質問をしています。これは、まさにデンタルフィットネスのことですが、この質問に対して8割の人が「働きたい」と答えています。

このアンケート結果をみて、私たち歯科医院経営者がどういう選択をすべきか見えてきませんか？

担当制と非担当制、どちらが嬉しいですか？

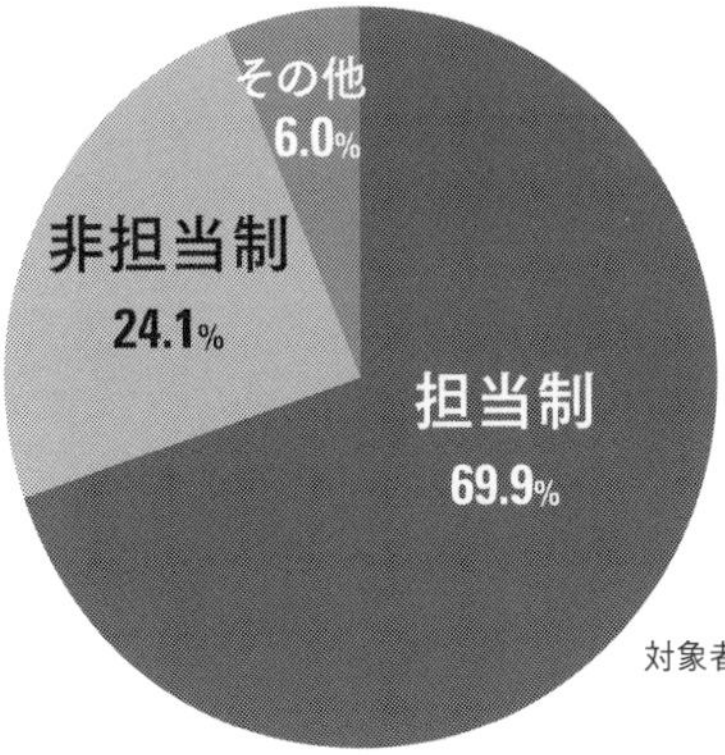

対象者：歯科衛生士616人
（2022.11調査）

もし、ケア時間60分／予防のキャンセル率が減る／口腔内の状態がキレイな人が通い続ける これらを実現させる仕組みがあるなら、自分の医院に取り入れてみたいですか？

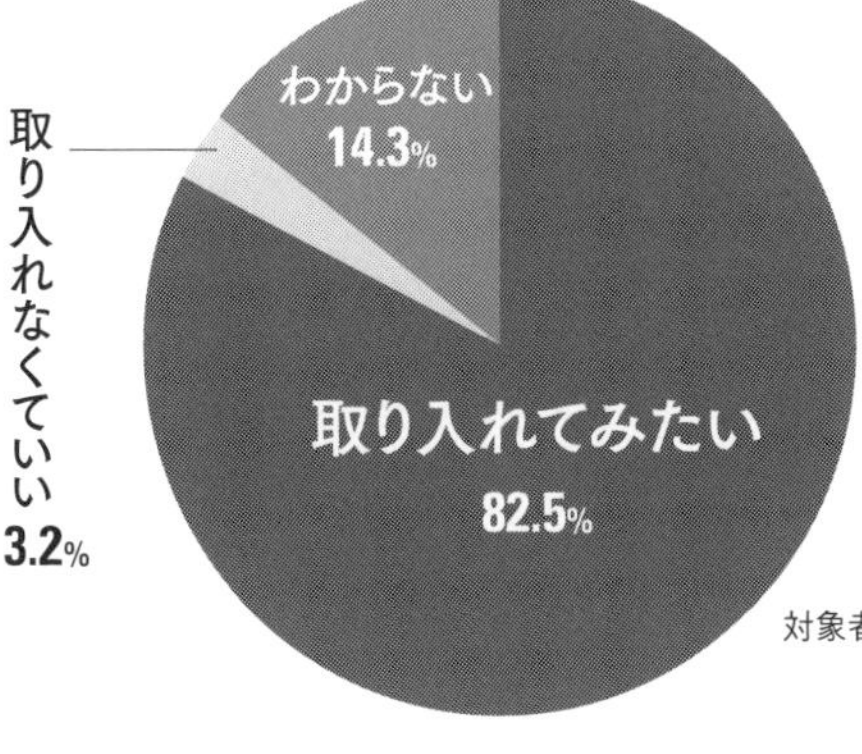

対象者：歯科衛生士616人
（2022.11調査）

「歯科衛生士の労働環境調査」2022年 WHITE CROSS 株式会社&株式会社ハーモニー

6割の歯科医院が間違えてる!?
1000人に聞いた歯周治療〜予防歯科の驚きの実態

さらに約1000人の歯科医師・歯科衛生士に大規模なWEBアンケート調査を実施しました。調査内容は「歯周治療から予防歯科までを国が定めた手続き通りに行えているかどうか」です。

デンタルフィットネスの導入を検討されている医院から「予防歯科の患者さんが増えない」「歯科衛生士が定着しない&採用に困っている」という相談を受けます。

しかし、しん治歯科医院も含めてデンタルフィットネスを導入しているクリニックでは、このような問題は発生していません。同じ保険診療で行う予防歯科です。それぞれの歯科医院で細かい違いはあるにせよ、大きくは変わらないはず。でも差が生まれるのはなぜだろう……？　と疑問に思い、この調査をしたところ驚きの結果となりました。

予防歯科を開始するには、前段階の歯周治療を終えることが前提となります。その保険診療で行う歯周治療の一般的な流れが理解できていない、あるいは保険診療のルールに則った治療ができていないことが明らかになったのです。

保険診療の歯周治療について、ガイドライン通りに実施・算定できていますか？

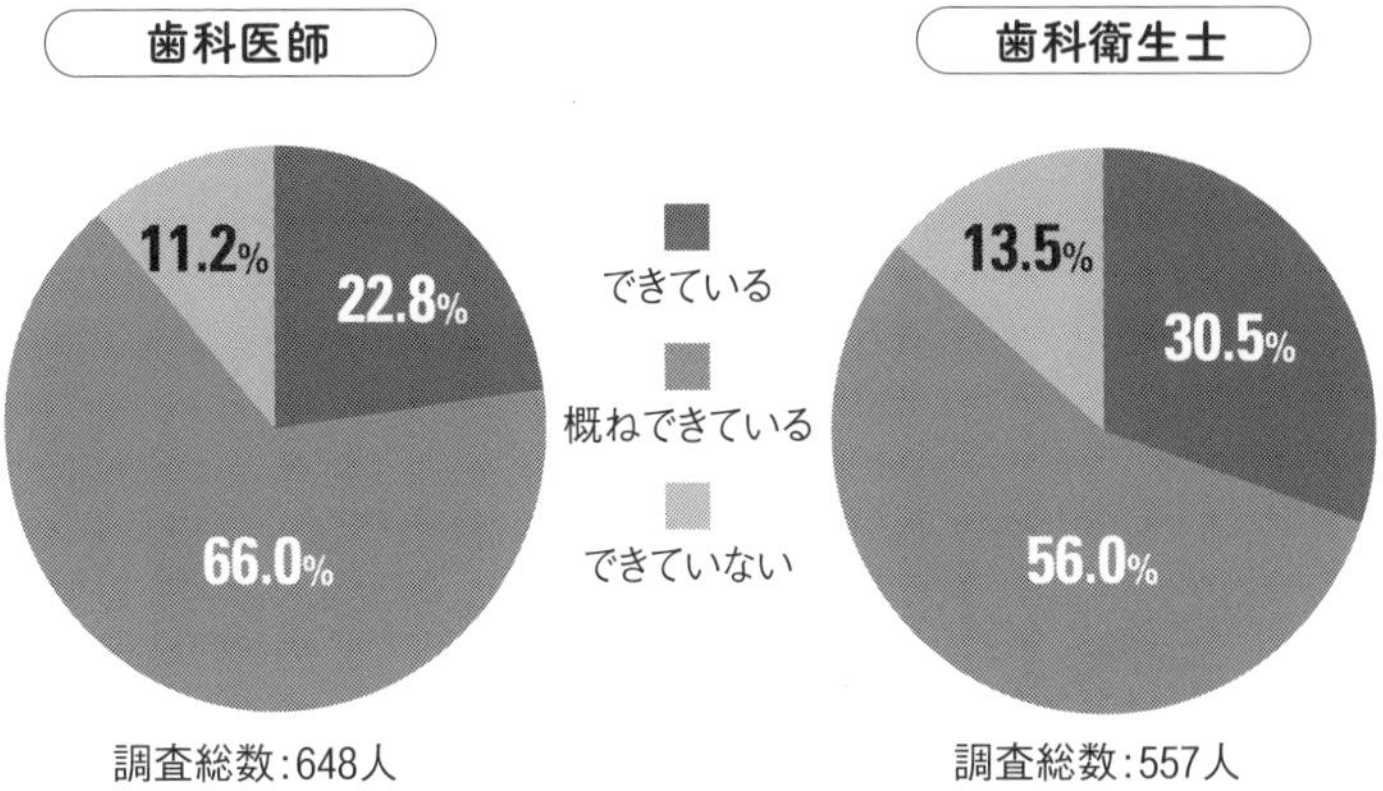

対象者：歯科医師648人、歯科衛生士557人（2023.1調査）

メインテナンスの算定について

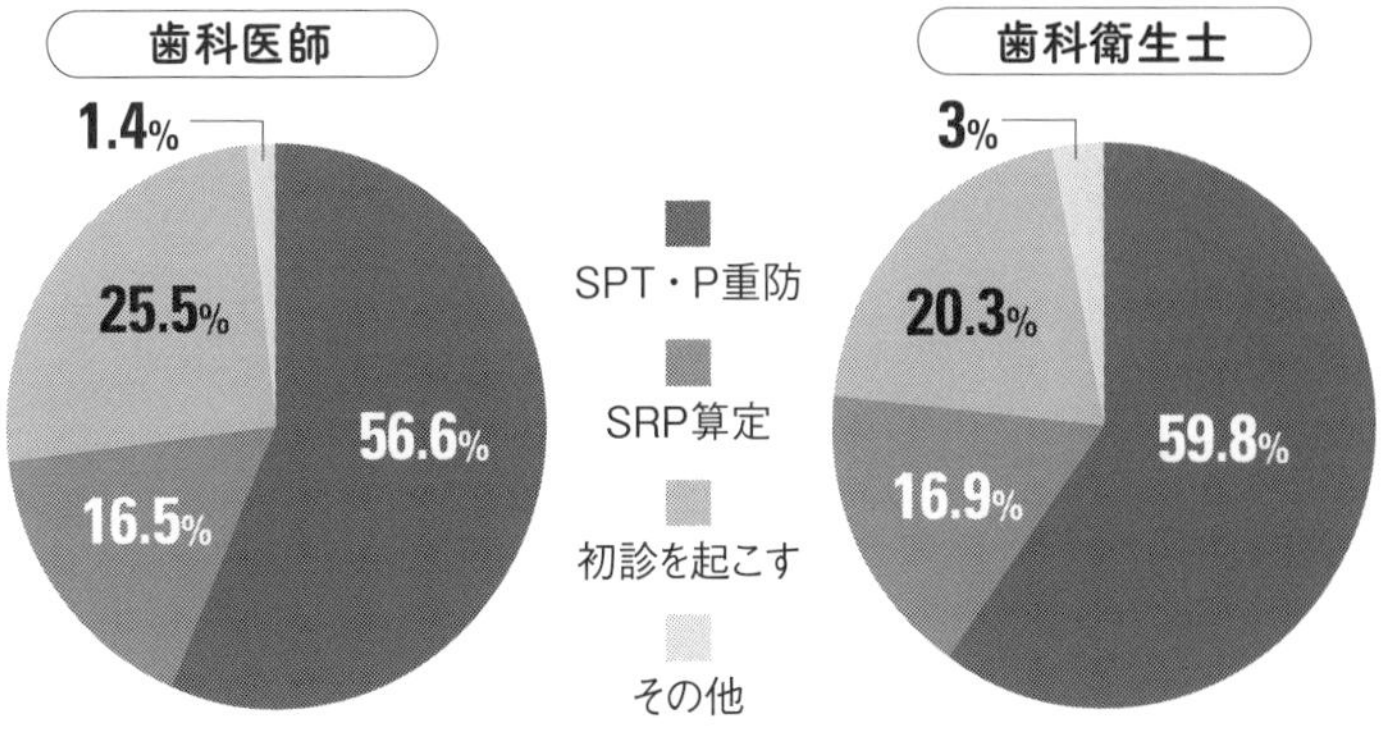

対象者：歯科医師648人、歯科衛生士557人（2023.1調査）

「歯周治療に関する実態調査」2023年 WHITE CROSS 株式会社&株式会社ハーモニー

ルール通りにできていると回答した歯科医師・歯科衛生士は4割。つまり6割の歯科医院がルールを誤認しているか、何らかの理由で手順を省略してしまっているというのです。

さらに予防歯科そのものの保険算定についても6割の歯科医院・歯科衛生士しかできていないということも分かりました。

恐ろしいことに、国が15年も前につくった保険診療でおこなう歯周治療や予防歯科の制度が提供者側である歯科医院にきちんと伝わっていないのです。これは由々しき事態です。たとえてみれば、国が消費税をとっくの昔に10%に上げているのに、近所のコンビニだけ店長が税金のルールがよくわかりませんと言って、3%から変えていないということです。


今、国は国民皆歯科健診の導入する方針を打ち出していますが、それを始める前に、まずこの状態を確実に是正すべきではないでしょうか。

保険診療の範囲で行う歯周治療や歯周検査、予防歯科のルールを学ぶことはそれほど難しくありません。インターネットで検索すればいくらでも情報は手に入りますし、本屋で本を買って読めばすみます。それを知るチャンスは、いくらでもあるにも関わらず、なぜかやろうとしない。調べない。そういうマインドに陥っている歯科医院が6割もあることからも、歯科業界の歪みを感じます。

本当はわかっていないのに、わかっているふりをする。できていないのに、できているふりをする。

コンサル的な物言いになってしまいますが、院長先生が見栄や虚勢を張るのも、そろそろ限界があるのではないかと思うのです。

私のコンサル先で必要な手続きができていない歯科医院には、しつこいほど指導しますので最終的にほとんどの歯科医院がコンプライアンスにきちんと対応した状況になっていきます。そして最終的に、どこの歯科医院からも感謝されています。

チェアの増設や移転開業のタイミングは？

デンタルフィットネスで成果が出始めると、人手が足りなくなるとともに、物理的にチェアや待合室も足りなくなってきます。

そうなると、患者さんを新規でとるのをやめるか、もしくは病院を大きくするしかありません。ですから結果的に規模を拡大するという医院が多く、いわゆる嬉しい悲鳴、という状態になります。

チェアの増設や移転開業など、次の作戦をとるタイミングは、どうやって決めればいいのでしょうか？　クライアントからもよく聞かれますが、目安となるのがチェアの稼働率です。

本来チェアの稼働率は100%であってほしいですが、キャンセルもあるので、現実は100%にはなりません。だいたい85%ぐらいを上限で見なければ、売上や利益の想定を読み違えてしまいます。

つまりチェアの増設を考えるのであれば、既存チェアの平均稼働率が85%になったタイミングで行動すればベストです。また同時に歯科衛生士も増やさなければなりません。

デンタルフィットネス導入コンサルティングは一年契約です。コンサルのカリキュラムも一年で終わります。

そのカリキュラムの最後に「成果発表会」を行い一年通してどんな気づきがあったのか、何が大変だったのか、これからどうしたいのか……、という内容を医院ごとにまとめて発表してもらいます。

そうすると「これから医院を拡大して大きくしていきます！」と宣言される医院が1、2割はあります。

その医院にインタビューをすると、必ず言われるのが「最初からこの結果は想定できなかった」「やってみて初めて、デンタルフィットネスの本当の価値がわかった」ということです。

何事もそうですが、やる前からあれこれ考えていても意味がなく、実際に取り組むことで初めて見えてくる世界があります。デンタルフィットネス導入コンサルティングもまさにこれだと思っています。

デンタルフィットネス導入で年商1億円超に！

実際にデンタルフィットネスを導入して大成功をおさめている歯科医院を一つご紹介します。兵庫県神戸市の医療法人社団たんぽぽ歯科です。

たんぽぽ歯科は、水田先生が2012年に開業した歯科医院です。すでに予防歯科はされていましたが、そのリピート率の低さに悩まれていました。

しかし2021年10月にデンタルフィットネスを導入されてからは、その2カ月後の12月以降は、リピート率が95％を超えて安定するようになりました。

その要因を「患者さんを『来させる』から、患者さんの自律を促す考え方に変わったことでは？」と水田先生は自ら分析します。

導入に当たっては、スタッフの方の力も大きく、経営者と従業員という関係性から、素晴らしい歯科医院をつくり上げていくチームメイトとして付き合っていけるようになったそうです。

順調にデンタルフィットネスの流れができ始め、２０２２年6月には予約が取りにくくなり、歯科衛生士を一人採用。そして8月には、いよいよ予約のやりくりに困り、受付や歯科助手を増やして、チェアを増設しました。

「もともとチェアは4台でしたが、デンタルフィットネスの導入がうまくいきすぎて、導入コンサル受講中の２０２２年秋に7台に増設しました」（水田先生）

現在の1日の患者さんは60名ほどで、治療と予防の割合は2：3ぐらい。デンタルフィットネス導入前の月平均売上は約９００万円だったものの、導入後は約１２００万円をキープしています。これは年商1億４０００万円です。実は導入後の２０２２年4月より週6だった診療日を週5に減らしたのに月売上はむしろ向上したというのです。

デンタルフィットネスを導入したことで、高利益体質に変えることができて、その結果、スタッフも働きやすくなったと言います。

デンタルフィットネスの良さについて、水田先生は「治療が人より抜きん出てうまくなくても、経営の天才でなくても、堅実に歯科医院経営を軌道にのせることができること」と語ってくださいました。スタッフについても「導入後に歯科衛生士4名、歯科助手3名を採用し、継続雇用に成功しています。デンタルフィットネスの導入によって定期健診の手順を明確化できたことが歯科衛生士の即戦力化につながっており、本人たちも入職後すぐに職場貢献できている事実に安心感を得ているようです。同時に、受付と歯科衛生士との関係性もポジティブに変化し、互いの連携もスムーズに。クリニック全体の雰囲気もよくなりました」と確かな変化を感じてくれています。

今後は、さらにチェアと人員を増やし、スタッフに働きやすい環境を提供し、その成果に応じて給与を上げていくことが経営者の使命と感じていると水田先生。訪問歯科にも取り組んでいきたいそうです。

デンタルフィットネスは強制的に視座を上げる装置

この本では最初から視座をアップさせることの大切さをお話ししてきましたが、実は歯科医院の視座をアップさせるための簡単な方法が、デンタルフィットネスを導入すること なのです。

デンタルフィットネスの成功は、当たり前の積み重ねで実現できることです。

なぜならデンタルフィットネスは、保険で行う仕組みなので、その歯科医院の現在の状態がどうであれ、コンプライアンス対応や、保険請求の正常化について強制的にレベルアップさせられるからです。視座がグンとアップするのです。

そうすると、やっぱりそうやってよかったと気づける瞬間があります。まさに視座が上がることで気づける世界があるのです。視座が上がることで使う言葉が変わります。関わるスタッフも変わります。その先の患者さんも変わります。デンタルフィットネスの仕組みが、まさに関わる全ての人の視座を一気に向上させるのです。

デンタルフィットネスは「必要」だから取り入れる

デンタルフィットネスを導入して成功する歯科医院が増えているとはいえ、まだまだ課題は多いです。

すでにお伝えしたように、デンタルフィットネスは歯科医師ではなく歯科衛生士が主に行う分野なので、もともと歯科医師が積極的に興味を示すものではないのかもしれません。

歯科医院の経営者はほとんどの場合、歯科医師ですから、経営のトップが「やりたい！」と思わなければ、どれだけ優れた仕組みであっても導入されることはないでしょう。


だからこそ私は、そこを打破したいという気持ちがあります。打破するのは、どうすればよいのでしょうか？　その答えは「必要性」です。

たとえばマイナンバーカードが、保険証の代わりになるという仕組みがありますね。これは絶対にやらなくてはいけないわけではないけれど「必要そうだから」と、多くの歯科医院がカードリーダーなどの機械を取り入れています。

しかしマイナンバーカードの機能や、専用のカードリーダーの性能を細かくチェックして「これいいね！　ほしい！」と思っている院長先生は、おそらく皆無に等しいのではないでしょうか？

ですからデンタルフィットネスも、マイナンバーカード、もしくは専用のカードリーダー的な「必要性」に訴えかける存在になればよいということです。

予防歯科にはそれほど興味はないけれど、歯科医院に安定収益源を手に入れるため、あるいは従業員満足度を高めて離職率を下げるため、「必要そうだから」入れておく。導入のきっかけは、こんな感じでもいいと思っています。

実際にデンタルフィットネスを導入すれば、その価値に必ず気づいていただけると自信を持っています。

実際、デンタルフィットネスを導入した歯科医院では、歯科衛生士が平均10年以上働いている医院が続出しています。とにかく辞めません。

なぜならデンタルフィットネスの世界観が心地よすぎて、わざわざ他の歯科医院に移る理由がないから。歯科衛生士が理想とする世界観そのものがデンタルフィットネスなのです。

ですから、今後は直接、歯科衛生士に対してデンタルフィットネスの世界観を伝えていく必要があるだろうと思っています。

これに成功すれば、今後は歯科衛生士から院長先生にデンタルフィットネスを導入してほしいという要望があがってくるでしょう。転職や就職するときも、デンタルフィットネスのあるところを選ぶようになる。

ここまでくると、さらに「必要性」が高まり、予防歯科に興味があろうがなかろうが歯科医院にはデンタルフィットネス導入が必須、という世界になるはずです。

「ストック型ビジネス」はどうやって始めるか?

この本で何度もお伝えしているように、これからの歯科医院経営において、ストック型ビジネスの構築は必須だと私は考えています。

そして、ストック型ビジネスは、デンタルフィットネスを始めとする予防歯科で構築するのが最も効果的です。では、どのように始めればよいのでしょうか? 何から着手しますか?

予防のために通う患者さんを新たに獲得していく! という考えは得策ではありません。

むし歯の治療やメンテナンスで既に通っている患者さんをストック化＝溜めていく、という考えのほうが、むしろ得策です。

どんな歯科医院であっても、現在、治療で通っている、予防で通っている、という患者さんは必ずいます。まずは、この患者さんに目を向けましょう。

次に、その患者さんに何を伝えるか、です。「むし歯にならないために予防しましょう」では、少し弱いかもしれません。

デンタルフィットネスは、セルフケアの習慣化をゴールにしています。つまり予防は歯科医院に通うだけでは不十分で、患者さんが自ら実践していただく必要があるときちんと伝えます。私たち歯科医院は、セルフケアがきちんとできるようになるまで全力でサポートします、と宣言するのです。

患者さん目線からも、歯科医院をスポットではなく、継続的に使っていくメリットは確実にあります。予防歯科で定期的に通うことで、口だけでなく、全身の健康維持も可能になるからです。

これは、つまり「健康のサブスク」ではないでしょうか？　Ｎｅｔｆｌｉｘにひと月数千円払うと最新の映画やドラマがいつでも観られる、歯科医院に予防歯科で定期的にお金を使うと健康状態を常に最良化できる、こうとらえてもらうと伝わりやすいかもしれません。

ストック型ビジネスと聞くと、少しハードルが高い印象を与えてしまうかもしれませんが、目の前の患者さん一人一人を大切に、きちんと価値を伝えていく……そんな行動であれば、できそうな気がしませんか？

地方だからこそ生まれたデンタルフィットネスの仕組み

デンタルフィットネスが誕生して30年余り。しん治歯科医院は、住所的には県庁所在地ですが、医院の立地は市街から外れていて、あたりは田畑と漁港と山しかありません。父が、なぜこの場所で開業しようと思ったのかいまだによくわかりませんが、小学校2年生のとき、初めてこの町を訪れた際の絶望感はよく覚えています（笑）。なぜなら転校前の小学校は、いわゆるマンモス校で一学年に何クラスもあったのですが、転校先ではこれが1、2クラスしかないと言われて……。子どもながらに都落ちしたような感覚を受けました。

しかし結論からいうと、この環境だからこそデンタルフィットネスが生まれたのだといえます。

開業当初から人口の少ないエリアでした。ですから、一般的なむし歯治療や小児歯科に頼る経営では先が見えていたのです。

「むし歯がある人」をターゲットにすると、母数がとても少なくなります。ところが「むし歯がない人」をターゲットにすると、母数は一気に多くなります。ここに目をつけたというより、そうせざるを得ない環境だった、ともいえます。

ですから地方であることも、今ではまったくデメリットではありません。むしろ土地代が安いので、医院拡大のコストが安くすむという点においては、メリットしかないと私は思っています。

しん治歯科医院は、保険診療がメインのクリニックですから、銀座でやっても高松でやっても売上は同じです。人件費や土地代を原価と考えるなら、地方の方がコストは安いです。もし、しん治歯科医院と同じような医院をつくるのであれば、積極的に田舎でやったほうがいいのではないかと思います。

この議論をすると、必ずいわれるのが「患者の数」です。地方は人が少ないだろう、と。都心部は人が多いので、患者は集めやすいといわれます。確かにそのとおりです。人口密集地域の方が多くの患者さんに来てもらいやすいでしょう。

ただし忘れてはならないのは、どんな歯科医院でもキャパが存在するということ。つまり「1年間で診られる患者数」には、上限があるということです。

例えば、しん治歯科医院では2023年現在、17台中10台のチェアを予防専用に使っています。キャパを計算しましょう。1カ月20営業日換算で計算すると、1年間の延べ患者数は1万9200人が上限となります。

デンタルフィットネス型の予防歯科は3カ月に1回のペースで通ってもらうため、実患者数にすると、12カ月÷3カ月＝「4」、つまり延べ患者数の4分の1である4800人が上限になります。これ以上の患者数は診られないので、お断りするしかありません。ちなみに、しん治歯科医院が所在するエリア（高松市牟礼町）の人口は約1万7000人といわれています。この小さな町でも、全員は診られないのです。

しん治歯科医院が都心部にあれば、このような計算をすることすらなかったでしょう。そうなるとデンタルフィットネスは生まれていなかったかもしれません。

歯科医院に行くのが当たり前という未来

私たちが理髪店や美容院に行くのに、特別な理由はありません。なんとなく髪の毛が伸びてきたから切りに行こうか、という感じですよね。

あるいはコンビニで物を買うとか、スーパーやドラッグストアで買い物するというのも、特別な決断や意識が高くないとできないわけではありません。

私が望む未来は、そんなふうに特に理由がなくても、当たり前のように、みんなが歯科医院に通っている状態です。

よく考えてみると、予防目的で保険診療が適用できるのは医療機関の中でも歯科医院くらいしかありません。健康診断を毎年受けている方も多いでしょうが、保険は適用できませんよね？　自費診療で受診されていると思います。

さらに2023年現在、政府は全国民が毎年歯科健診を受ける「国民皆歯科健診」の導入を検討しています。

そうなると、なおさら歯科健診に行くのが当たり前の世界が見えてきます。

とはいえ制度だけ先走っても、一般の方が「それいいよね」と思って行動してくれなければ、その制度は使われないでしょう。また、歯科医院側が、キチンとした予防歯科の仕組みを受け皿として用意できていなければ意味がありません。

一般の方にも予防歯科の価値を伝えやすく、歯科医院にもキチンとした経営基盤をつくることができるという意味で、デンタルフィットネスは予防歯科の最適解であると、私は強く確信しています。

第六章

夢を叶える仕事術

仕事をすることは生きている証

かつて私は「タダ（無料）でもいいので」とお願いしても、仕事をもらえない時期がありました。ですので今、「仕事があること」に対しては、大きな感謝があります。仕事は私が生きていることの証ですから、そこに対する私のプライドが揺らぐことはありません。

この章では、しん治歯科医院の経営者として、ストック型歯科医院専門コンサルタントとしての私の仕事術を「成功法」「効率化」「リーダーとして」「人間関係」「ストレス解消法」に分類してご紹介します。

【成功法】

●1日4件のアポを入れる

成功するためには努力をするしかない。努力は裏切らない、行動した人にしか成功は無い、とよく聞くと思います。

それを定量化したときの目安が「一日4件のアポ」です。

このメソッドは第三章でもご紹介した、保険の営業マンだった友人Kから教わった内容です。私は今も、意味のある打ち合わせや商談などを、極力1日4件以上入れるようにしています。今はZOOMが当たり前になり、以前よりも移動時間が無くなるなど効率もUPしていますが、それでも一件1時間なら、打ち合わせだけで4時間です。そうなると残された時間で他の仕事をこなす必要があります。効率よく仕事をしないと、とてもじゃないけれどゆっくりと寝られません。

ですからこのメソッドを取り入れて以来、仕事の効率が格段に向上しました。例えば、事前に情報や資料を共有することで、打ち合わせの席では、なるべく質疑応答で終わらせるようにして効率化を図っています。

この1日4件という数字、最初は何の意味があるのかと思いましたが、やってみると気づきがたくさんあります。2件〜3件では少なく空き時間でサボってしまいます。「ちょっと時間が空いたからカフェでも行こうか」とか「この後、アポが無いから飲みに行こう」

とか、いわゆる魔が差しやすいのです。一方で5〜6件入れると、こういった心配は無くなりますが、単純に疲れます。1日だけなら何とか乗り越えることはできるでしょうが、翌日への体力配分を考えると不安が残ります。故に4件です。午前2件、午後2件、くらいがベストバランスでしょうか。

結果として、無駄がなくなってきたという実感があります。

「大きく成長したい」「何か変えたい！」と思うなら、まず1日4件のアポを入れる！ということからチャレンジしてみてください。外部業者との打ち合わせでよいですし、スタッフとの個別面談でもよいです。とにかく4件のアポを入れ続ける。最初は1週間も予定が埋まらないでしょう。それでも無理矢理アポを作って埋めていく。気づけば1カ月、3カ月、半年と続けられるようになります。

1日4件のアポが当たり前になった時、振り返ってみると必ず成長を実感できます。鍛えた回数は裏切らない、という意味では筋トレに近いかもしれませんね！

●勉強や経験、試行回数の物量を増やす

第2章で公認会計士の友人Oの話を紹介しましたが、短時間で人より抜きん出るには圧

倒的な物量の勉強や経験が必要です。試行回数も必要です。

私は本やセミナーだけでは学びきることができず、いつも直接会って、見て、触れてというプロセスで経験を増やしています。

昔から取扱説明書は読まず、とりあえず電源を入れてさわってみよう、わからなかったら説明書を見たらいいよね、という感じでした。だから、教科書が基準の学校の勉強は苦手だったわけです。

これは一見すると直感的で凄そうに思えますが、実はとても学習効率が悪い。ですので、人の何倍も物量が必要になってきます。

物量が多いということはそれだけ試行回数も多くなります。次第に「どうすれば少しでも効率よく学べるか」「同じ行動でより多くの学びを得るにはどのような工夫ができるか」といったように、学びのプロセスにもアップデートが実行されてきます。ＩＴ的に表現するとデフラグ（最適化）された状態です。

学びのプロセスがデフラグされてしまえば、むしろ他の人より圧倒的短時間で多くの学びを得ることができます。これがとても大切です。

そもそも仕事というのは永遠に終わりません。「今日の仕事が終わった」「今週の仕事はおしまい」とよく言いますが、これは勝手にピリオドを打っているだけ。一時停止しているだけなんです。だから一時停止しなければ、一日の仕事というのは、いくらでも増やせるのです。つまり学びを得るための試行回数は本人次第でどれだけでも増やすことができます。

仕事の効率が悪いな、自分は成長のスピードが遅いな、と思う人こそ、圧倒的な仕事量にまずはチャレンジしてもらいたいと思います。限界かも……と思えるくらいの分量をこなしていると、ある時突然楽になります。その瞬間がデフラグが完了した状態。最適化がなされた状態です。

こうなると、何が変わったか。それはスピード感です。ゴールに達するまでの時間が圧倒的に短くなります。

●生活にオン・オフをつけない

仕事の物量や試行回数が増えていくと次第に最適化され無駄がなくなります。スピードもどんどん速くなります。こうなると、生活にオン・オフをつけないほうが楽になってきます。

たとえば、今日は仕事をしないで遊びに行こうとか、今度の連休は一切仕事を忘れて夏休みをとろうとか、いわゆる「オフ」の時間をあまり作らない、ということです。休みを取ること自体は悪いことではないと思っていますし、私自身、以前はそうやってオン・オフの緩急をつけてモチベーションを保っていました。ですが、あるときから、この手法ではモチベーションを保つどころか、むしろ疲れが溜まりやすくなったのです。そこでいろいろと試したところ、どうやら仕事のオン・オフの区切りをつけないほうが、ずっとモチベーションをキープできることが分かったのです。

先ほどもお伝えしましたが、仕事は永遠に終わりません。仕事が終わるときは、私が社会から必要とされなくなったとき。髙橋なんてもう必要無いよ、って思われているとき。それは自分が世の中からみて価値がなくなったことになりますから、なんか悲しいですよね。それは生命活動が続いていても、ビジネスマンとしては「死」と同義ですので、やはり仕事は永遠に終わらないほうがいい、正直そう思っています。これは考え方のひとつだと思いますが、仕事を無理矢理やめたり再開したりするときにエネルギーを無駄に使っているのではないかと。エアコンも機種によっては、付けたり消したりを繰り返すと逆にエネルギーをロスして電気代が嵩むものがあります（付けっぱなしにしておいた方がエコでした）。これと同じです。

とはいえずっと仕事をし続けることは体力的に考えても不可能です。一日24時間というという区切りもあります。

なので、今日中に何を終わらせるのか、あらかじめ優先順位をつけて取り組むようにしています。タスクリストを作る感覚です。そのタスクが終われば、その日は終了です。その時「あれもやらなきゃ」「これもできていない」と気になることもあるでしょう。でも大丈夫。また明日がありますから。仕事は永遠に続くのです。

●モチベーションのアップダウンを意識しない

昔の私はモチベーションのアップダウンをかなり重要視して仕事をしていました。「ワクワクしないと仕事じゃない！」と思っていました。ですので、「こんな案件があるよ」「めっちゃ楽しそうですね。やりたいです！」とモチベーションが上がる仕事こそ、正しい仕事と思っていました。

でも最近は、そうではありません。仕事は淡々としています。正直、ワクワクする仕事もあれば、そうでない仕事もあります。楽しい仕事をしているときは心の中では踊っています。しかし、今いちばん重要視しているのは、いかに一定のモチベーションを保つか、です。

モチベーションのアゲサゲで仕事への向き合い方を変えないようにする、という一般的な危機管理に加え、私の場合、モチベーションが上がっているときは、何か罠にはまっている可能性が高いからです。この本でも過去に様々なトラブルに巻き込まれてきたとお伝えしましたが、思い返せば大抵モチベーションが爆上げ状態、完全に舞い上がっている状態の隙を突かれたとしか思えません。たとえば、あの人と組んだらこんな大きなプロジェクトができるとか、あの人のリストを使えばうちのコンサルを増やせるとか、私が無駄にモチベーションが上がるときは、自分のできないことを他人に頼ろうとしている可能性が高い。自分の知らない世界を知っているから、何か新しい展開があるかもしれないという勝手な期待感があるのです。これが油断の始まりですね。

でも経験上、こういう話はほとんどがリップサービスだったり誰かが勝手に話を大きくしていたり、もともと何か裏に意図があるんです。

自分のキャパを超えた仕事だからこそ、「何それ？　見てみたい！」と好奇心を擽《くすぐ》るわけですね。話を聞いて面白そうだからと後先考えずにやってみたり、表面的なことでしか物事を考えていなかったのが過去の失敗の原因でした。

ちょっと別の角度からの考察です。プロとして仕事を請け負うのであれば、今日はモチベーションが高いからできるけれど、モチベーションが低いときはできません、というのは本来許されません。自分の気持ちを常にフラットにして、モチベーションを理由に、仕事のできるできないを決めない。仕事のアウトプット（品質）を変えない。つまり自分のモチベーションだけで仕事をこなそうとしない、これは業種業態を問わず、また経営者か従業員かは関係なく、いちビジネスマンとしてもっとも大切な事なのではないでしょうか。

●成功している人の話を聞く

私は何か学びたいことがあるときは、すでに成功している人の成功事例を聞くようにしています。

コンサルティングをしていると、よく「うまくいかなかったケースを教えてください」と失敗事例を聞きたがる人がいます。私は反対で、うまくいっている人の話、そもそも成功している人の話しか聞きません。

もちろん、その人の経験でも、失敗したこともあるでしょうし、その人の人間性に興味がわいたら失敗談を聞くのもありだと思いますが、基本的にはうまくいった人からうまくいった方法を聞くのが、最短で学べる方法です。

でも、これができる人は意外に少ない。

失敗事例を聞きたがる理由というのは、ただ一つ。自分がまだ行動することに勇気が持てないから、辞める理由や諦める理由を自分の中で模索しているのです。失敗事例を聞いて、事前に盤石の傾向と対策を練って準備を進める人は、おそらく皆無です。

「他人の不幸は蜜の味」という言葉がありますが、人の失敗談を聞くと、一時的に脳が休まったり、心が落ち着いたりするかもしれません。でも、それを聞いたからといって、学びになるとは思えません。

同じくアイデア収集も、基本的にセミナーや本から着想を得るより、実際に人と会って話をしたり意見交換をする中でひらめくことが多いです。その人と話していて、なんでこんなにシンパシーを感じるんだろう、なんで楽しいんだろうという自問自答が呼び水となって、ひらめきを生み出すのだろうと思います。

●聞くときは、まずこちらから開示

では、どうやって成功している人から話を聞くか。

話を聞きたい、学ばせてもらいたい思っている人に、いきなり話を聞かせてほしいと言っても、なかなか教えてもらえません。当然です。そんなときは、私はまず自分自身のことや、自分の持っているとっておきの情報を開示します。

たとえば私の中で、いま成功事例をいちばん聞いてみたいという人に奇跡的に会えたとします。こちらは聞きたいことが山ほどあるけれど、相手からしたら、なんでこの人に教えなきゃいけないのかな、と思うでしょう。

でも、もし私が相手にとって価値のあるネタや、興味のある情報を持っているかも？と思えばそれを先に提供して、その人がめっちゃ面白いやん！　となったら話したくもなりますよね。

「まずは与えよ」の精神です。先にこちらから何か伝えないと、相手は絶対に門を開いてくれません。

これは私の感覚ですが、特に目上の人であればあるほど、反対に遠慮しないほうがいいと思っています。

自分よりビジネス経験があるから、こんな話をしても仕方ないかなとか、若輩者がこういうことを言うと調子に乗っていると思われてしまうからやめておこうとか、そういう発想は、とりあえず捨てましょう。とにかく私は、こんな人間です、と自己紹介しながら、相手に何かひとつでも良いので興味を持ってもらえる要素を与える。私は昔から、これが得意だったからか、今も昔もわりと年上の方々と仲良くさせてもらえているのかなという気がしています。20歳くらい歳が離れた方と仲良くさせてもらうことが多い気がします。

●忙しい状態を当たり前にする

自分の能力を高めるには、圧倒的な物量で経験値を増やしていくことが最も有効ですが、それで「忙しい」と思っているうちはまだダメです。その先の進化を目指すには「忙しい状態を当たり前にする」ことが重要です。

80年代から90年代に『ドラゴンボール』という漫画が流行りました。漫画に登場する主人公、孫悟空が、超サイヤ人に変身すると、髪の毛が金髪になり金色のオーラを発し、戦闘力がアップします。

ところが、あるとき超サイヤ人に変身しても倒せない敵が現れました。これを乗り越えるために超サイヤ人を超えた強さを手に入れなくてはならないと考えました。では超えるにはどんな修行が必要か。孫悟空は、まずこの超サイヤ人である状態を日常にしようとするんです。どうやら超サイヤ人に変身するといつもよりもパワーはアップするけれど、その分、体力を消耗しやすいというのです。理由は興奮状態にあり無駄な動きや正常な判断ができないから。息切れしながら修行をしても、超サイヤ人を超える変身はできないだろうと考えたわけですね。

そこから日常生活をずっと超サイヤ人のままで過ごすことに成功します。これが当たり前になった状態で初めて修行を開始して、遂に超サイヤ人を超えた変身である超サイヤ人2の力を手にしたのです。

この設定はもちろん漫画のお話ですが、初めてこの展開を読んだ子どもの頃に衝撃を受けたことを覚えています。当時の少年漫画は「とりあえずひたすらトレーニングすればパワーアップできる」という考え方主流でしたので、孫悟空は何てクレバーなんだ……と思ったワケです。

私の話に戻しましょう。仕事が忙しくて「大変」「時間が無い」と言っている状態は、孫悟空でいうところの超サイヤ人（1段階目）の状態です。忙しい状態に追われて正常な判断ができていない、これではダメです。私が目指すのはその先の超サイヤ人2（本当は3も4もあるのですが……）。そのためには忙しい状態を当たり前にすべきです。そして、私はこの孫悟空の修行スタイルをイメージしながら仕事に取り組んでいます。するとどうでしょう、以前に比べて何倍もの速さで仕事をこなせたり、同時にいくつもの案件を進められたり、ある時から明らかに進化しました。きっと超サイヤ人2になれたのだと思います。

今回はドラゴンボールの例でお伝えしましたが、他にも漫画の設定を元に実際に試みてうまくいっている施策はたくさんあります。機会があればどこかでまとめてご紹介したいです（笑）。

●「どれだけ多くの人を満足させられるか」でビジネスを考える

サラリーマン時代から起業時代というのは、私はずっと「お金を稼げる仕組み」を探していました。しかし仕組みだけ真似しても、考え方が追従していないと結局、その仕組みをうまく稼働させられません。便利そうな機械を買っても、使いこなせなければただの置物になってしまうことと同じです。

そうではなく、どれだけ多くの人を満足させられるか。私の場合、そこを対価にしたときに初めてビジネスとして成り立った気がします。

その稼げる仕組みは非常に優れたロジックかもしれないし、実際に稼げるかもしれないけれど、どれだけの人が幸せになるかわからないようなビジネスは、私はあまり上手にできないということです。

相談にくる歯科医院の中には、コンサル以前に経営自体が危ない歯科医院もあります。もちろん私からすると、コンサル契約をしていただくとビジネス的には嬉しいのですが、経営が危ないなら安易にお受けせず、そこをまず改善しましょう、それができてから、デンタルフィットネスを入れましょうというアドバイスをさせていただいています。

相手の不幸や焦りに付け込むよりも、そのほうが確実に満足していただけますから。

【効率化】

●スケジュールは「Googleカレンダー」で管理

スケジュール管理は「Googleカレンダー」を活用しています。プライベートも仕事も、すべてGoogleカレンダーで管理。上から順番に予定を入れていくだけです。

その日にやるべきスケジュールはたいてい埋まっていますが、このスケジュールをきっちりこなすには、横から割り込んで入る頼みごとや仕事を、反射的に請け負わないように気をつけています。

たとえば10月末までに、会社の決算処理をしなくてはいけないとします。時間的には10月末までまだ一週間ある。税理士からは毎日早く資料を寄こせと言われるけれど、だからといってそれを今やってしまうと、他のスケジュールが押してしまう。

そういう場合、私はその日の朝、果たしてその資料集めを今日やらないといけないのか、明日ではだめなのか、ということを考えます。

今日やっても明日やっても同じじゃないかとなったら、あえて今日一日、決算処理のことは考えないということは意識してやっています。

また一日の時間の使い方ですが、私は低血圧のせいか朝は、頭があまり働きません。ですから、メールを書いたり、会計ソフトで仕訳をしたり、あまり頭を使わなくていい仕事を朝イチでするようにしています。

さらに私なりの工夫といえば、忙しくなればなるほど、5分単位で時間を使うことでしょうか。たとえば電車に乗っているときに、次の駅まで5分あるとすれば、スマホでチャットアプリを開いて返信しようかなとか、10分あれば5分×2でできる仕事は何かあるかなと思い出してやるようにしています。

そういうことを、隙間時間でちょこちょことこなしていく。小さな仕事ほどさっさと終わらせるべきです。

●クラウドストレージサービスを利用する

いわゆる「Googleドライブ」「Dropbox」「iCloud」など、各種クラウドストレージサービスを利用するようにしています。

私は自宅や事務所など仕事のできる部屋がいくつかあり、それぞれにパソコンを置いていますが、データはすべてクラウドストレージに保存しています。こうすれば、パソコンを持ち歩かなくても、USBメモリに保存しなくても、どのパソコンからでも見られるようにしてあります。これが非常に便利。

またパソコンは基本的に壊れるものですから、2〜3年に一度はパソコンを新調し、古いパソコンはそのままバックアップ用としてすぐに使える状態で保管します。もし、新しいパソコンの調子が悪いなと思ったら、古いパソコンを開いて使う。そのときに、すべてのデータがクラウド上にあれば、久しぶりに起動したパソコンでも5分後には、今までのデータをすべて扱えるようになるので、パソコンの不具合による仕事のダウンタイムがなくなります。

昔はパソコンの調子が悪い、パソコンを買い替えるとなったら、3日ぐらいは仕事ができなくなったものですが、今はそれがないです。クラウドストレージサービスを使っていれば、すべての不安から解放されるといっても過言ではありません。

●スマホを2台持つ

異なるキャリア（通信事業者）のスマホを2台持っています。これは片方のキャリアで電波がつながらない、あるいは片方が壊れるという事態が起こっても問題ないようにしているため。

実際に2台持ちして便利なのは、片方で電話を受けて、片方でメモできること。スマホもクラウドでつながっているので、すぐにデータを開いてチェックすることができます。

本当に便利ですから、ぜひ試してほしいです。しん治歯科医院の事務スタッフは個人と会社支給の携帯として全員2台持ちしていますよ。

【リーダーとして】

●冷めたふりはしない

リーダーはあれがやりたい、これがやりたいと、暑苦しいくらいに言い続けるくらいがちょうど良いと思います。

日本人って、なぜか本心と逆のことを言ったほうが、ちょっとカッコいいという感覚がありますよね。本当は、儲かっているのに「ボチボチです」と言ってみるとか。儲かっているなら、素直にそう言えばいいのになんで隠すんだって個人的に思っています。

また「疲れた」「だるい」「しんどい」「面倒くさい」……、こういったネガティブな発言も、本当にそういう状況なら言ってもいいと思いますが、単に口癖になっている人もいます。

実は私も、ネガティブなことを言っている時期があったんです。でもそれをビジネスシーンに持ち込むと、結果的に成功しません。そういう言葉を使い始めると、本心でそう思っていなくても本当にそうなってしまうんです。言霊とはよく言ったものです。

伸びている人は、ウソかもしれないけれど、「幸せだね」「楽しいね」って言っています。結果として、そういう言葉を使っている人のほうが成功しています。

とすると成功するためにやるべきことは、自ずと見えてきますよね。冷めたふりをしていると、本当に冷めてしまいますよ、ということです。冷めたふりをしてカッコつけるよりも、しっかりと成功したほうがカッコイイと思いませんか?

●決める訓練をする

なぜリーダーは考え続けないといけないのか。それはリーダーの仕事が決断することだからです。リーダーは、いろいろな情報や状況、流れから「よし、これをやろう」と決めていかなければいけません。

でも決めるのが苦手なリーダーもいます。それはその人の能力が足りていないのでしょうか? リーダーに不向きだ……的な。私は違うと思います。「決める」という訓練をしていないだけだからです。

今、目の前に「A」「B」という二つの選択肢があるとしましょう。どちらが正解でどちらが不正解か分からない。もしかすると両方正解かもしれません。でも一つ選ばなくてはならない。こういうシーンで「決める」訓練が足りない人は思考が停止してしまいます。

では具体的に決める訓練はどこでどうやればよいのでしょうか？　オススメのトレーニング方法をお伝えしましょう。それは飲食店に入って食事を選ぶ時に、「6秒以内に決める」ということです。具体的にはメニューが目に入ってから6秒以内に注文すると言うことです。

このトレーニング方法は10年前に経営者の先輩に教えてもらいました。以来、愚直に6秒以内に決定するよう訓練しています。

そう、実は私も決められないリーダーだったのです。それがこの訓練を数年続けていると仕事の大事な決定から、友達と飲みに行った二次会のお店選びまで、即断即決ができるようになりました。

なんで6秒なのか、なんで飲食店メニューなのか、その根拠を先輩に聞き忘れましたが、少なくともこの方法で決断力は鍛えられます。ぜひ試してほしいです。

【人間関係】

●まず与える

私たちの仕事は一人ではできません。スタッフや外部の業者の方々に手伝ってもらって成立しています。自分一人でできないから、まわりの人にお願いするわけです。

ということは、いい仕事をしてもらうには、やはりチャンスやある程度のお金（お給料、外注費など）を、まずこちらから与えないといけない。つまり相手が気持ちよく仕事ができる環境をつくってあげたほうが、結果的に自分にとってメリットになるのです。

だから「まず与える」。

また自分が困っていることを助けてもらうために、相手の能力や体力を借りて自分のビジネスを促進させるわけですから、「お金を払っているから俺に従え」という上下の関係ではなく、やはり「相手に感謝する」気持ちもなければ、相手はいい仕事をしてくれないでしょうね。

私はよほどのことがない限り、取引先から上がってきた見積もりに対して値引き交渉はしません。

仮にプロジェクトにかける費用が1000万円だった場合、1000万円の10%、100万円を値引きして900万円でできたことに喜びを感じる人もいるでしょうが、私の場合は目的が違います。

私は1000万円の10%の100万円がほしいわけではなく、1000万円投資したことで1億円の案件がとれた、という10倍の効果がほしいのです。

そう考えると、関わるみんなが満足して仕事をすることが最適解になるわけです。

以前は「まず与えろ」と言われても、立場や資金や知見がまだ足らず、できないことのほうが多かったので、今はそれを実践できていること自体、幸せを感じています。

●ウソをつく人は全力で拒む

「ウソ」には、いろいろな種類があります。私がもっとも苦手なウソは自分を大きく見せるウソ。自分の存在にレバレッジをかけて、本当はできないことをできると言ってみたり、それほど仲良くもないのに有名人と知り合いだと言ってみたり……。私は、今までこの手のウソに散々振り回されてきたのでそういうウソをつく人とは離れるようにしています。

次に、絶対に許せないウソです。これは、仕事でウソをつく人や会社です。自分のサービスや商品に対してウソをつく人は、誰も幸せにしません。

たとえば、過去にこんなことがありました。あるシステム開発会社にシステムの入れ替えを依頼しました。事前に「この仕様で動きます」と確認していたのに、いざこのシステムを起動してみるとエラーが出る。確認して「できる」と言われた機能が稼働しません。事前に何度も確認したし、納品時の試験もしたと言われるので信じていましたが、どうやらすべてウソだったのです。ありえません。

私は「できる」までシステムを修正してくれとお願いしましたが、結局この会社はこの不具合を直すことができませんでした。直せないならキャンセルしてなかったことにするか、損害賠償するしかないのですが、ここについても歯切れが悪い。請負契約ですので納品責任はあるはずなのに……といろいろ言いたいことはたくさんありますが、おそらくこのまま有耶無耶《うやむや》にするのでしょうか。

この問題は「この仕様で動きます」と最初にウソをついたことがそもそもの起点です。本当はこの時点で一発アウトですが、途中で何度も「ごめんなさい」を言うチャンスはあったのです。しかし、ウソをウソで上書きしていった結果、最後の最後で引き返せなくなったわけです。

私はこの手の問題が発生したら徹底的に追及します。それは相手に非を認めてもらい、最後までプライドをかけて仕事をやりきってもらいたいからです。時々パフォーマンスでキツい言葉も投げます。私が常にこの姿勢を見せておくと、スタッフにも伝わるし、仕事上の緊張感がある程度、保てるのではないかと思っています。

しん治歯科医院面倒くさい、髙橋面倒くさいと思われているぐらいでちょうどいいかなと思っています。

●生理的嫌悪感を感じる人とは仕事をしない

生理的嫌悪感とは、私にしかわからない感覚かもしれません。今まで一緒に仕事をしてきて、失敗したり、トラブルになったりしてしまう人を思い返すと、初対面の段階で、わずかに生理的嫌悪感を感じているケースが多いんです。

なんか嫌だなと思う人は、長く一緒にいると失敗するし、トラブルにもなる。だから最近は、それを感じた人とは仕事しないでおこうと決めています。

私にとって生理的嫌悪感のある人とはどんな人か。その判断基準になるのが、その人と「ハグができるかどうか」です。

これは男女も関係ないし、清潔感があるかどうかも関係ありません。

なんか嫌だなと私自身がひっかかりを感じるかどうかです。私が何回もそういう人たちと付き合って失敗しているのは事実で、第一印象で生理的嫌悪感があったのです。つまり、その人とハグしたくないと感じていたということです。

【ストレス解消法】

●休まず動く

私の場合、ストレスが溜まるときというのは、自分の思い通りに仕事が進んでいないとき。いちばんイライラしています。

ストレス解消というと、一般的には休むことをすすめられますが、私は何もしないでいることが、最も苦手。ぼうっと過ごすよりも、第一線で活躍している人の話を聞く、美しい景色の写真を撮る、車を運転する、漫画を読む……、何か知識を入れたり、没頭したりすると、気分がリフレッシュするのです。

特に活躍している人の話を聞くのは、よい刺激になって、モヤモヤした気持ちが一気に払拭されます。

また美しい景色の写真を撮るというのは、あらかじめこの時間帯に、ここに行くと、こういう景色の写真が撮れるだろうなと予想していくので、自分の想定どおりになると大きな達成感を感じます。まさに計画と実行です。

ちなみに好きな撮影スポットはたくさんありますが、自然系なら富士山が見えるところ、都会系なら浜松町の世界貿易センタービルの展望台（2021年1月で営業終了）や池袋のサンシャイン60展望台（2022年10月にリニューアル工事で営業終了、2023年リニューアルオープン）など。サンシャイン60展望台から撮った私の写真は、実は最近まで展望台のチケット売り場に飾られていたんですよ。

また極限まで集中すると、余計な思考をしなくなるのでストレス解消になります。その一つが車の運転をすることです。モヤモヤしたときにハンドルを握ると、それでスカッと解消することが多いですね。

漫画を読むことも無心になれるので、同じような効果があります。

おわりに

「誰かのヒーローになりたくて仕事をしている」

子どものころは、将来なりたいものなんてありませんでした。大学を卒業して上京し、サラリーマンから起業して、すべてのビジネスがダメになった後、まわりの友人や先輩のおかげでどん底から這い上がることができ、気づけばビジネスに取り組む姿勢も視座も変わっていました。

故郷に戻り、見切り発車したような形で実家の歯科医院の経営に参画しましたが、それでも私の心の中では、いつもこんな問いが繰り返されていました。

「お前は、いったい何になりたいの？」
「なんで、この仕事をやっているの？」

そう、私の中には「自己実現」という部分だけ、ぽっかり穴が開いていたのです。どれだけ仕事で売上を立てても、圧倒的な物量で仕事を続けてもこの問いに対する解が見つかりません。「あぁ、また今の仕事も自分に合っていないのだろうな」と諦めかけていたとき、私のことをよく知る人がかけてくれた言葉で、自分はそうなんだ、と腑に落ちたんです。

それが「誰かのヒーローになりたくて仕事をしている」という言葉です。

思えば学生時代から、目の前で発生している「困っている」現象を性格的に見逃がせませんでした。見逃せないというか許せない感情が近いかも。

だから歯科専門コンサルタントとして活動している今の仕事は、クライアントの問題を見つけて、それを解決して喜ばれる、という達成感があります。ビジネスやお金儲け以前にこういうことが好きなんだろうということを、はっきり自覚しました。それがまさに「誰かのヒーローになりたい」という自己実現だったのです。最後のピースが埋まった感覚がありました。

「誰かのヒーローになりたい」と言って、思い出すのは仮面ライダーです。私のヒーロー像は、初代仮面ライダーなんです。

主人公の本郷猛は、もともと知能指数600で一流のオートバイレーサーという、秀才かつスポーツ万能とハイスペックな若者ではありましたが、普通の人間でした。ある日突然、悪の秘密結社・ショッカーに拉致されて、改造手術を受けて怪人になってしまった。脳改造される寸前に脱出できたけれど、それ以降、主人公は仮面ライダーとして、ショッカーが送り出す怪人と戦います。

その怪人が悪事を働くから倒すけれど、そもそも自分も怪人だから、どこか哀れみや悲しみが伴っている。しかも毎回、自分は変身して仮面ライダーに変身しますが、実はそれはショッカーによって作り出された怪人の力を借りて敵怪人を倒す、という自己矛盾に苦しむヒーロー像とも言えます。

本郷猛は望まないトラブルに巻き込まれて力を手に入れました。その力を使って市民を悪の手から守り感謝されています。しかし、それで本郷猛は喜んでいるのだろうか？　彼の気持ちを100%理解できる人なんていないのではないか。誰かに理解されたい、誰かに認められたい、という気持ちではなく、今、与えられた力と、目の前で発生するトラブルに全力で向き合っているだけ。彼は誰にも理解されない孤独なヒーロー。

ウルトラマンやスーパーマン、バットマンやアイアンマンではなく、仮面ライダーだけが凄く好きだった理由が、「誰かのヒーローになりたくて仕事をしている」という一言ですべてつながりました。

今、私がコンサルの仕事ができている理由、目の前のトラブルを察知して先回り対策ができる危機管理能力が備わった理由、ずっと仕事が続けられる理由、そのすべてが過去の経験からくるものでした。自分も望まずして様々なトラブルに巻き込まれたり、酷い裏切りにあったり、散々な思いはしてきたので、絶望してすべてを投げ出すこともできたかもしれません。しかし、それでも頑張れたのは、僕のヒーロー像が仮面ライダーだったからだと思います。

今の目標は歯科業界を良くすること

実体ではなく概念上の解釈ですが、歯科業界に蔓延る悪〈ショッカー的なヤツ〉を倒してこの世に平和が訪れるまで、「誰かのヒーロー」になれるその日まで、私はひたすら働き続けます。

本書の中では、いろいろと偉そうなことを書いてきましたが、そもそも私は成功しているなんて、これっぽっちも思っていません。

歯科業界以外の友人が上場したり、著名人と一緒に仕事をしたり、そういったまわりの人たちの活躍が毎日SNSで流れてくるたびに、焦りますし、嫉妬もします。まだまだ自分なんて……と思ってしまいます。

いつになったら、この人たちに追いつけるのか、追いこせるのか……。でも、その焦る気持ちは原動力になっているので、ごまかさず向き合うことも大切だろうと思っています。

私はかつて自分の仕事がうまくいかないときは、他人のビジネスに関して、あれこれコメントばかりしている時期がありました。特にサラリーマン時代は会社に対して強い不信感があったわけです。不信感というかストレスですね。

酒を飲みながら同僚と、ああだこうだ言うわけですが、言っているだけで何も解決に向かっていません。でも本当に会社を変えたいとか、良くしたいという思いがあるなら、方法はたくさんあったはずです。社長に会いに行って「ちょっと話を聞いてくれ」と直談判しにいく方法もとれたでしょう。

結局、ただのコメンテーターになっていただけです。問題提起をしていっけん賢そうなことを言っていても、何も行動しなければ状況は変わらないし、一円も稼げません。「コメンテーターになるぐらいなら動こう」というのが、私が最後にお伝えしたいことです。

今は、自分の焦りや哀しみや喜び、そんなグチャグチャで整理できていない感情すべてに向き合って、それでも一歩踏み出したい、と試行錯誤している人と話がしたいし、一緒に仕事がしたいと思っています。

たとえば歯科業界という一つの世界で考えるなら、それぞれの立場で、それぞれが得意なサービスをすればいいと思うんです。

私の場合は、予防歯科のコンサルティングが得意なので、それを使って歯科業界をよくしたい。医療機械メーカーの人なら、いい機械をつくって歯科業界をよくしてほしい。そういう形で、みんなで一緒に歯科業界を盛り上げていきたいんです。

そのためには、まず私が「いい仕事をする」。

さらに言うと「歴史に残る仕事をする」。これを目指しています。

松下幸之助や本田宗一郎など、歴史に残る起業家の教えをいまだに守って仕事をしている人たちがいます。松下幸之助や本田宗一郎が亡くなっても、会社は残っています。だから私も、私が死んでも自分の仕事や影響は残るようにしておきたい。

それを目指して今日もまた動いていきたいと思っています。

２０２３年４月

髙橋翔太

髙橋翔太
（たかはしょうた）

医療法人社団しん治歯科医院COO。日本で唯一のストック型歯科医院専門コンサルタント兼歯科医院の経営者。IT企業、証券会社の勤務を経て、東京で広告代理店など複数社を起業。しかし、「東日本大震災の影響による倒産」や「出資詐欺に騙されて一晩で数千万円の借金」、「ビジネスパートナーの夜逃げ」などさまざま事件に巻き込まれる中、経営において「安定収入を得ることの大切さ」を痛感。この経験を元に、歯科業界専門のビジネスコンサルタントとして新たに仕事を始める。
同時に父親が開業したしん治歯科医院の経営に事務長として参画し、次々と経営を改革。結果、数年間で売上を2億円から6億円超に伸ばす。現在は、自医院で結果が出た経営手法を「次世代ストック型歯科医院経営法」としてコンテンツ化。その中のメインメソッドである「デンタルフィットネス」は2023年3月時点で100以上の歯科医院を売上アップに貢献している。プライベートでは車、カメラ、マンガおたくとして、さまざまな業種の人々と交流している。

ライフ・ウィズ・ゼロ
幸福とお金の最終結論

2023年4月27日　初版第1刷発行

著　者　髙橋翔太
発行者　西潟洸徳
発　行　サンライズパブリッシング株式会社
〒150-0043
東京都渋谷区道玄坂1-12-1
渋谷マークシティW　22階

発売元　株式会社飯塚書店
〒112-0002
東京都文京区小石川5-16-4
印刷・製本　中央精版印刷株式会社

ISBN978-4-7522-9004-9 C0034

プロデュース　水野俊哉
装丁・DTP　本橋雅文（orangebird）
イラスト　土田菜摘